病痛
Bye-bye

# 果療

楊淑媚・蔡昆道 著

宜忌・營養・選購・料理・對症
必備保健指南！

吃對水果，掌握宜忌，
高血壓、糖尿病、心臟病、
婦女病、小兒疾病、久咳、
失眠……通通有解！

# 健康滿分的人生

在台灣這塊美麗土地上，所生產的水果實在很多。各種各樣的水果，除了吃它的特殊果香甜味外，你知道它也有預防、治療疾病的功效，以及食療上的用途和禁忌嗎？

如果想要藉由吃水果來達到健康養生，一定要好好參考楊淑媚醫師與蔡昆道醫師所用心著作的這本《果療》養生書！除了最常應用到的各類水果治療法，讓讀者清楚水果效用及對身體的益處，還能讓您每天吃水果就可以為自己和家人增進健康、預防疾病。

所以在此誠懇推薦此本《果療：吃對水果，掌握宜忌，高血壓、糖尿病、心臟病、婦女病、小兒疾病、久咳、失眠……通通有解！》，您將會由此書得到健康滿分的人生！

中醫師　吳明珠

# 小水果大學問

彭汪嘉康院士一直熱心推動「一日五蔬果」，在學校的衛生教育與營養午餐上也一直強調蔬果的重要性。很多人跟著每天吃蔬果，再加上現在有機飲食當道，也就自然而然地相信這是養生的最好策略。「養生」並不是年紀變大以後才要注意的，也不是只有中醫才講這一套。「養生」一詞很容易與年紀大聯想在一起，但若改用同義詞「營養與健康強身」，則更能與每個人的生活緊密地結合。

如何吃水果？為什麼要吃水果？每位媽媽經常小孩多吃水果，但一被自家小孩反問：「為什麼要吃水果？」時，常有手忙腳亂的時候。楊淑媚醫師與蔡昆道醫師這本《果療》講了很多有關吃水果的迷思（misconceptions）與禁忌，也說了很多如何調製水果食品來保健強身，看起來懂得如何吃水果還不是一件簡單的事！發現自己關切的保健強身，竟能在每天食用的水果及其製品中找到依據，不僅會有知其所以然的喜樂，也可能因此建立起良好的飲食習慣，真是小問題往往帶來大學問！

本書作者楊淑媚醫師與蔡昆道醫師從中西醫學觀點綜合各大類疾病，提出相對應的吃水果方式，並提出以水果配製的食譜配方，相信對很多愛吃或不愛吃水果的人都有參考

價值。這是一本依據經驗整理出來給一般人參考用的普及書，並非一本營養科學的學術性書籍，因此楊醫師不忘叮嚀在有任何不清楚時，應該諮詢醫生的專業意見，這是一種負責任的做法。一個人身有病痛時，不能只靠自己以食物調裡，水果當然也不是萬靈丹，每個人最終得嚴肅面對並尋找專業諮詢與診療。我想，楊醫師在破解水果密碼時，也同時交代了水果的極限，這是值得大家好好細讀的地方。

前中國醫藥大學校長　黃榮村

# 你今天吃對水果了嗎？

當一位臨床中醫師，面對許多的病人，幾乎每天都會聽到病人問什麼可以吃，什麼不可以吃，例如骨折或筋骨酸痛的病人會問：「是不是不可以吃香蕉？」咳嗽的病人會問：「是不是要避免吃橘子？」諸如此類的問題層出不窮。到底生病了有沒有什麼水果是適合吃的，而且吃了對病情是有幫助的呢？

多數人喜歡在飯後吃一點水果，認為水果可以幫助消化，有益健康。水果含有豐富的營養素，這些營養素對於活化人體機能是有幫助的，早在《內經》裡就有五果的記載，明代偉大的藥學家李時珍在《本草綱目》裡詳細記載了許多水果的效用，每一種水果有各自的效用，若是正確的運用在疾病的輔助治療上，對改善病情會有一定的幫助，這種利用食物來預防和治療疾病，我們稱之為飲食療法。

本書第一章先介紹水果的基本常識和提點，包括不能空腹吃的水果、不能和水果搭配一起食用的食物等內容。尤其現代人提倡多吃水果有益健康，這是重要也是正確的，不過卻仍存在著一些似是而非的觀念，因此本章釐清不正確的觀念和迷思，希望大家可以健康吃水果，吃出健康來。

第二章主要是以百科形式介紹日常生活常吃的各種水果。首先把水果歸納成寒涼性、溫熱性和平性三大類，再將各分類中的每一種水果做詳盡的介紹，包括性味、功用、食用禁忌、營養成分和選購要點。水果的性味不同，對人體發生的作用就會有所不同，因此不同體質的人便需要選擇適合的水果來食用，才能達到水果飲食療法的功效。

第三章則是針對多種疾病或症狀羅列出適合吃的水果和水果食療食譜，當生病的時候如果能選擇適當的水果食用，對病情是會有幫助的。此外，生病時除了必須尋求正規的醫療診治，平日透過注意飲食、生活習慣達到預防保健之效也同樣重要。因此本章分享了各種病症的調養之方，只要保養得宜，病症便復原得快，而且身體會越來越健康，這也是我們大家所共同期望的。

非常高興《果療》的出版，這本書的前身是《吃對水果不生病》（二〇〇七年由時周文化出版），感謝廣大讀者對《吃對水果不生病》的喜愛。現在《果療》這本書由時報文化重新編輯增訂，在內容上除了增加水果種類和速查百科，並嚴選10道能改善三高、補氣養身的水果對症食譜於第四章介紹。以系統性的整理提升本書的實用性，方便讀者查找各種的水果對症食譜於第四章介紹。希望本書可以讓大家吃對水果，掌握宜忌，吃出健康。

中國醫藥大學北港附設醫院　楊淑媚醫師

# 吃水果，有宜亦有忌

我們常聽到「啊！便祕！沒吃水果啦！」、「口臭，要多吃水果喔」、「長痘痘，太少吃水果了」、「老化黑斑，缺乏水果耶」……等等似乎意味著日常生活脫離不了水果，但同時也忽略它「治病」的效果。

然而，雖然水果已成為「健康」的代名詞，但是在千百種水果中，是不是每一種都適合大家吃呢？答案是否定的，就如同每個人有體質差異一樣，水果也都有自個兒特殊的寒熱特性、味道和營養成分。有些水果清涼退火，有些則補血強身；熱性體質的人吃了西瓜覺得消暑降火，寒性體質的人卻可能因為吃了過量的西瓜而腹瀉難忍。所以我們不得不依個人去量身訂做，了解自己體質所適合的水果，否則「吃出健康與美麗」將是遙不可及。

現代人最重視養生，也常為文明病所苦。小至咳嗽患者煩惱是否可以吃橘子、愛美的女性斤斤計較著該吃什麼水果才能瘦身，大至糖尿病、高血壓、心臟病的朋友到底該吃什麼食物才可以幫助降血糖、血壓、血脂。為了使患者的問題迎刃而解，我與楊淑媚醫師運用中西醫專業合作完成《果療》一書。本書以中醫「吃水果有宜亦有忌」的觀點出發，完整介紹每種水果的特性，和各種體質、疾病適合吃的水果，並搭配營養學概念和

疾病護理之道，真正達到吃對水果掌握宜忌，不胖、不虛、解三高的功效。

中國醫藥大學北港附設醫院內科醫療部主任　蔡昆道

# 吃水果之前

愛吃水果的人一定比不愛吃水果的人來得健康，但是不是將水果吃進肚子裡就會使身體變好，有些水果有吃的時間限制、有些則不可多吃，還有些水果得搭配對的食物才有營養效果。

# 水果飲食十大迷思

一般人對於吃水果，各有自己的看法，但不見得都是正確的知識。

了解水果的相關知識，理清了觀念，才能越吃越健康喔。

# 水果吃起來甜中帶酸，屬於酸性食物？

營養學家告訴我們，日常食物可分為兩大類：

❶ 一類是酸性食物，以肉、蛋、米、麵等為代表。

❷ 另一類是鹼性食物，主要指蔬菜、水果與奶類。

所以水果是鹼性的。

酸性食物一定是pH小於7.0，鹼性食物一定是pH大於7.0嗎？並不是的，它們所代表的是對人體的作用是相對的，也就是說酸性食物進入人體後，不一定是酸化作用；鹼性食物進入人體後，也不一定是鹼化作用。

我們吃水果時常感覺有酸的味道，但是並不表示他們是酸性食物；酸性口味是因為水果含有機酸，例如檸檬酸、蘋果酸、鉀鹽、酒石酸等。這些有機酸能在體內完全代謝，最後身體中只剩下鉀，所以它們是鹼性食品。至於像番茄、柑桔類的有機酸（枸櫞酸、抗壞血酸、草酸等），在體內可完全代

謝成二氧化碳、水和能量排出體外，所以不會囤積在體內。而鹼性食物如蔬菜、水果與豆類食物，含有豐富的鉀、鈉、鈣、鎂等陽離子，可以抵消過多的酸性成分，維持血液呈弱鹼性的生理狀態，保護體內的生態平衡。

相反的，如果我們偏食雞、鴨、魚、肉等酸性食物，加上快步調、高壓力的社會競爭，會使體內的乳酸代謝物增高。另外，大魚大肉、生猛海鮮，易使體內堆積酸毒，不僅增加了鈣、鎂、鉀等鹼性元素的消耗，引起缺鈣、缺鎂、缺鉀等病症，還會使血液黏度升高、膽固醇沉積在血管壁，引發多種疾病，所以必須注意避免攝取過多大魚大肉。

# 水果有益身體健康，多多益善？

吃水果必須視體質不同及腸胃狀態不同做適當地攝取。

有些水果不宜一次吃太多，而有些則是不宜空腹食用，應該要依每個人身體狀況的不同，吃不同的水果。

❶ 體質不同：寒性體質適合吃溫熱性水果及平性水果，吃多了寒性水果，會造成身體不適。熱性體質適合吃寒涼性水果及平性水果，吃多了溫熱性水果會造成身體不良影響。

❷ 腸胃不好的人吃水果要注意：見 P.35〈水果治病，一定要吃對時間〉。

❸ 本身不宜過食的水果，即使體質適合也不宜一次吃太多：
（Ａ）荔枝，多食會產生燥熱，牙齦腫痛，口乾，鼻子出血。
（Ｂ）葡萄，多食會令人煩悶，眼睛乾澀，目滯發暗。
（Ｃ）桃子，多食令人有熱。
（Ｄ）李子，多食損傷脾胃。

❹ 依年齡大小、體質強弱不同，吃的份量亦不同。

⑤ 有一些人認為空腹吃水果或飯前吃水果有助消化，其實有些食物是不宜空腹食用，見 P.37〈不可空腹食用的水果〉。

見 P.37〈不可空腹食用的水果〉

MYTH

# 3

## 不喜歡吃蔬菜，可以用水果取代？

水果絕對不能取代蔬菜的營養，原因如下：

① 營養價值不同，如拿菠菜與蘋果比，其胡蘿蔔素高25倍、鈣高18倍、鐵高11倍、磷高8倍；拿菠菜與橘子比，其維生素B₂高4倍。

② 蔬菜更能有效地促進人體吸收蛋白質、碳水化合物和脂肪，如單吃動物蛋白，人體的吸收率為70％；蔬菜加動物蛋白的話，吸收率就高達90％。

❸ 蔬菜中植物粗纖維能刺激腸蠕動。

❹ 鞏固牙齒，吃蔬菜比吃水果更能鍛鍊咀嚼功能。

MYTH

4

火氣大的人
不可以吃芒果？

芒果實際上是性平的水果，吃多了不會上火；相反的，還可以止口渴、咽喉乾燥，舉凡聲音沙啞、小便不利者也適合食用，千萬不要被它「熱帶水果之王」的名稱給誤導了，唯獨皮膚較敏感者不宜多吃，吃多了皮膚易發癢。

# 蘋果能解放便祕之苦？

蘋果中含有鞣酸、有機酸，具有收斂的作用，因此飯後吃可用於治療腹瀉。又因其富含纖維，若於空腹時食用蘋果，則具有通便的功效。所以蘋果既可止腹瀉又可通便，就看是在飯前或飯後吃，兩者效果反應有些不同。

## 酪梨熱量超高，吃多會發胖？

酪梨是很特別的水果，它含油脂、可通便，而且含植物性蛋白質，能刺激荷爾蒙分泌，可作為女性的滋補物，所以的確會有變胖之疑慮。不過熱量並不高，每 100 克只有 58 大卡而已，所以並不是因為它的熱量太高而讓人變胖。另外須注意的是因其含油脂，所以腹瀉及膽囊切除者不宜食用。

| 酪梨之熱量及營養成分（100g） | |
|---|---|
| 熱量 | 58 kcal |
| 水分 | 84 g |
| 粗脂肪 | 0.7 g |
| 碳水化合物 | 13.5 g |
| 維生素A效力 | 64.2 RE |
| 維生素C | 12 mg |
| 鉀 | 190 mg |
| 鈣 | 8 mg |
| 鐵 | 0.4 mg |

## 高鉀水果排行榜

| 水果 | 含鉀量（mg/100g） |
|------|------------------|
| 龍眼乾 | 1300 |
| 紅棗 | 597 |
| 榴槤 | 420 |
| 釋迦 | 390 |
| 桃子 | 300 |
| 香蕉 | 290 |
| 奇異果 | 290 |
| 桑椹 | 271 |
| 龍眼 | 260 |
| 梅子 | 240 |

# 腎臟病患禁吃水果？

腎衰竭的病人必須提防鉀離子過高，因鉀離子無法由嚴重損壞的腎臟排出，會引起「高鉀血症」，可能造成手指麻痺、疲倦、四肢無力、胸口悶、舌頭僵硬、說話困難，失去知覺、嚴重時心律不整或心臟停止。而水果中有一些含鉀量是很高的，如果吃太多是不行的。（其餘含鉀量不高的水果可適量食用，腎臟病患並不是禁吃所有水果。）

# 咳嗽時不能吃橘子是因為橘子太冷？

橘子屬於橙柑桔類，一般能化痰順氣，但為何當咳嗽時，我們卻被告誡不能吃橘子？道理是橘子會增加呼吸道分泌，促使痰涎排出，但痰涎增加多時，我們會本能地多咳幾聲，所以才造成橙柑桔越吃越咳的假象。熱咳（咳痰、痰濃、帶口乾者）最宜吃橙柑桔，既祛痰下氣又清熱生津；而寒咳（喉嚨癢、痰色白、痰稀水）則須避免，以免喉嚨越吃越癢。所以咳痰，痰微黃或痰黃時，可以吃橘子來化痰順氣。而寒咳、乾咳或久咳則較不宜吃橘子。

# 咳嗽可以食用梨子？

梨子自古被尊為「百果之宗」，可以治咳潤肺。可惜大家只知其功效，而忽略其性味是否適合自己的體質。梨子能清心潤肺，但它性質帶寒，體質虛寒、寒咳者不宜生吃，若隔水蒸過，或者放入煮湯，或與藥材清燉就可食用。

梨子不適合因風寒所引起的感冒咳嗽。可用梨子治咳的時機，應為單純性的咳嗽，而非感冒所致，症狀多半為長期性輕微的咳嗽，但卻又不易痊癒，只有在咳個幾聲，痰量也不多的情況下，才能食用梨子來止咳。

## 維他命C水果排行榜

| 水果 | 維他命C（mg/100g） |
| --- | --- |
| 釋迦 | 99 |
| 香吉士 | 92 |
| 龍眼 | 88 |
| 奇異果 | 87 |
| 番石榴 | 81 |
| 木瓜 | 74 |
| 榴槤 | 66 |
| 草莓 | 66 |
| 柚子 | 52 |
| 桑椹 | 51 |

# 多吃富含維他命C的水果可以治療感冒？

維他命C的確可以預防感冒，增強抵抗力。不過並沒有直接治療感冒的效果，一旦感冒了，它可以舒緩感冒的症狀，使身體舒服一些。

維他命C的功效有：

❶預防感冒，增加抵抗力；❷對預防牙齦出血有幫助；❸降低血中膽固醇；❹預防亞硝酸胺（致癌物）的形成；❺幫助手術後的恢復；❻預防壞血病；❼降低靜脈血栓的發生率。

# 對人體最好的食物——水果

現代人都知道多吃水果有益健康，大部分的人在飯後會吃一點水果來幫助消化，也有人認為飯前吃水果效果會更好，有的人甚至會一餐不吃飯而以水果餐來取代，更有不少人認為水果很好，即使大吃特吃也沒有關係。

水果的確是好東西，愛吃水果的人一定比不愛吃水果的人來得健康，但是不是將水果吃進肚子裡就會使身體變好，有些水果有吃的時間限制、有些則不可多吃，還有些水果得搭配對的食物才有營養效果，當我們具有正確的食用水果常識時，水果對我們身體的益處才會加倍。

食物有寒、熱性之分，寒性食物吃了會降火，熱性食物吃了較會上火。水果雖然是非常溫和的食物，不過也有寒、熱的不同。一般來說我們依屬性把水果分成寒、熱、溫、涼、平性；依味道把水果分成酸、苦、甘、辛、鹹五味。性味不同，作用也隨之不同，看似平凡的水果竟然有著神奇的功效，就因其富含營養物質，所以對人體有非凡的調節作用。

你是屬於什麼體質呢？「冷底」或是「燥熱」呢？不同體質的人適合吃不同的水果，寒性體質的人適合吃溫熱及平性的水果，若是吃多了寒涼性水果，就會猶如雪上加霜、使體質更為冰寒；而熱性體質的人則適合吃寒涼及平性

的水果，若是吃多了溫熱性水果，猶如火上加油、更加燥熱。

由此可知，吃對了水果可矯正自己偏差的體質，但是如果吃錯了水果又一次吃得過多，就會對身體造成不良的影響。本書就是要教大家正確吃水果，然後吃出健康來。

# 水果的性味

懂得吃水果的人，可以利用水果的屬性調理身體機能；但大多數人對水果認知有限，只知水果有季節之分，不知道水果跟中藥一樣也有寒、熱之分。在中醫典籍裡，水果有所謂「四氣（性）五味」。四性是寒性、涼性、溫性、熱性，再加一個平性（但統稱四性，請見下段解釋），而五味則指的是酸、苦、甘、辛、鹹五種味道。

中醫師使用中藥治病，主要是藉由不同性味的中藥材去除病邪，或糾正偏陽、偏陰（即偏熱、偏寒）的病理現象，使身體機能恢復正常。水果也具有同樣的功效，不同性味也具有不同功能，以西瓜為例，吃對時機具有消除暑熱功效；再以桑椹為例，則能補養肝虛。所以，如果能認識水果的性味，就可配合醫師的診治食用正確合適的水果，使病情獲得緩解。

前面已經提到，水果可分寒性、涼性、溫性、熱性、平性等五性，不過習慣叫「四性」。而「寒」與「涼」、「熱」與「溫」，在作用上有它的共性，只是程度有差異而已，如「寒」比「涼」程度大一些。

寒性或涼性的水果一般都具有清熱、瀉火或解毒的功效，可用以治療熱症（發熱、口乾、便祕、青春痘、怕熱）；而溫性或熱性的水果，具有溫中、

## 水果四性一覽表

| 屬性 | 水果名稱 |
|------|----------|
| 寒涼 | 楊桃、柿子、香蕉、番茄、奇異果、柚子、橘子、西瓜、香瓜、枇杷、梨子、草莓、桑椹、山竹、火龍果、椰子水、甘蔗 |
| 溫熱 | 荔枝、龍眼、桃子、梅子、櫻桃、榴槤、釋迦、紅棗、棗子、石榴 |
| 平 | 葡萄、檸檬、柳橙、李子、芒果、蘋果、鳳梨、番石榴、蓮露、百香果、酪梨、木瓜、金橘 |

散寒、助陽的功能，可用來治療寒症（畏寒、口乾、腹瀉、面色白）；至於「平性」的水果，作用就比較平和，不寒也不熱，如葡萄、棗子都是平性。

知道水果的四性後，就可以針對不同的體質或病情給予不同性味的水果，例如若出現情緒亢奮、性子急、面色潮紅、便祕或口乾喜歡喝冰水等症狀，是屬於熱症，這時可多吃些寒涼性的水果，如楊桃、柿子、柚子、西瓜等。

若出現容易疲倦、面色白、容易拉肚子、口不乾、不喜歡喝水等症狀，是屬於寒症，這時則應多吃溫熱性的水果，如桃子、龍眼、櫻桃、釋迦等。如果不管三七二十一，口乾火氣大，還大吃荔枝、龍眼，勢必會火上加火。

水果的五味

吃水果除了要依屬「性」吃外，水果的「味」也很重要。

水果有「酸、苦、甘、辛、鹹」五味，應該還有兩種味道是「淡」和「澀」，不過我們還是習慣稱五味而已。一般來說，酸味有收斂、固澀的作用；苦味有瀉火、通便、降逆的作用；甘味有補虛滋養的作用；辛味有發散、行氣的作用；鹹味有軟堅散結（指讓堅硬塊狀物軟化）的作用。

以酸味的烏梅為例，可以治療久咳不止，荔枝可治療頻尿、遺尿；苦味的苦瓜可治療熱病心煩；甘味的棗子，龍眼可補虛；辛味的金橘可治療感冒風寒；鹹味的栗子可治療瘰瀝、硬塊。

水果的性和味必須結合在一起，才能發揮效用。每一種水果都有不同的性味，同樣是涼性水果，作用相近皆可清熱，但味不同時作用就會不同。不同的病症所選擇的性味亦不同，例如火氣大、口乾喜歡喝冰水，可選擇性味甘涼的梨子來吃；如果是身體虛弱、頭暈、面色白、腰痠，則可選擇性味甘溫的龍眼來吃。

因此，性味相同的水果，作用會相近；性味不同，則作用就不同，這是在

選擇水果時必須了解且注意的。水果跟各種食物一樣，隱藏各種密碼，透過本書內容可讓讀者解開各種水果密碼，利用不同水果的性味、搭配適合自己體質的水果，達到調理身體的目的。

# 水果治病，一定要吃對時間

什麼時候吃水果最好？到底是先吃水果再吃飯，還是先吃飯再吃水果？這一直都是許多人的疑問。其實，如果是一般食用，可隨時食用，不必太過拘泥。但是，如果你想將水果運用在治療上，就應該選擇在飯前或飯後的1～2小時吃水果。

欲幫助消化，則可飯後半小時食用，如鳳梨、柚子等水果。欲治療睡眠，可臨睡前食用，如紅棗、龍眼肉。

而腸胃不適的人則以飯前或飯後2小時吃水果為宜。並且應注意少吃柚子（因為性寒），少吃西瓜（因為易拉肚子），少吃枇杷（因為性涼），少吃桑椹（因為胰蛋白酶會降低），少吃火龍果（因為性涼會腹瀉），少吃梅子、檸檬（因為酸），少吃鳳梨（因為波蘿蛋白酶會溶解纖維蛋白和酪蛋白）。

曾有實驗方面的研究：吃飯後，人體的白血球會上升，但是若先吃水果後再吃飯，白血球增高的情況會緩和，所以對免疫功能的影響較不會引起大波動，對人體較好。不過這推論是否正確，仍待進一步研究。

# 不可空腹食用的水果

雖然水果對人體健康極為有益，不但有些人會當作正餐，甚至常見想瘦身的人更會以水果代替三餐，因而時常空腹食用水果。然而，有些水果並不適合在空腹的狀態下進食，如：

**柿子**

柿子含有較多的單寧酸，可從其澀味得知，它能使消化道痙攣而產生腹痛及消化不良。

**番茄**

番茄中含有大量的膠質、柿膠酚等物質，這些物質能和胃酸發生化學反應，並凝結成不易溶解的塊狀物而堵住胃的出口，使胃內壓力升高，造成胃的擴張，進而使胃脹痛。

**荔枝、甘蔗**

空腹吃太多荔枝會使果糖上升，需要依賴肝臟中的「轉化酶」將其轉化為葡萄糖，因此若於飯前過量食用荔枝，易使轉化不及

而有高滲性昏迷的危險，稱之為「荔枝病」。而甘蔗所含果糖偏高，也不宜飯前過量食用。空腹時吃甘蔗也會因體內突然滲入過量高糖分，而發生「高滲性昏迷」，一般會產生頭暈的現象。

**山楂、橘子**

含有大量的有機酸，如果酸、山楂酸，因此空腹食用不僅會導致噯氣、反酸，甚至加重胃炎、胃潰瘍等胃病。橘子含有大量糖分和有機酸，空腹時吃橘子，會刺激胃黏膜。

**香蕉**

含有較多的鎂元素，若空腹時用時易讓血液中的含鎂量遽升，破壞人體血液中的鈣、鎂比例而產生失衡，會抑制心血管的作用。

# 吃水果的配食禁忌

## 柿子──海鮮

柿子不可和海鮮同食，柿子的單寧酸和高鈣的海鮮亦是容易和胃酸結合成不易溶解的硬塊。

## 柿子──地瓜

柿子不可和地瓜同食，地瓜富含澱粉會使胃酸升高，亦會和柿子的單寧酸結合成不易溶解的硬塊。

## 葡萄柚──藥物

葡萄柚不可與一些藥物同食，包括心絞痛藥、高血壓藥、降血脂藥、鎮靜劑、抗組織胺等藥物，否則會使藥物血中濃度上升造成危險，最好能相隔2小時服用才安全。

### 橘子──白蘿蔔

橘子禁止與白蘿蔔、牛奶一同進食，因蘿蔔食後，會在人體產生硫酸鹽，經代謝之後更會製造出抑制甲狀腺作用的物質，而橘子中所含的類黃酮物質與此物質一同作用後，容易導致甲狀腺腫。

### 橘子──牛奶

橘子所含的成分會使牛奶凝固，影響胃的消化吸收，因此不宜在進食白蘿蔔或牛奶後，立刻食用橘子，以免造成不適。最好能相隔2小時服用才安全。

### 甜瓜──田螺

文獻記載甜瓜不可與田螺同食，否則會引起腹脹不適。

桑椹——韭菜

桑椹與韭菜同食會引起腹痛下痢。

桃子——鱉

據文獻記載，桃子不可與鱉同食，否則會引起胃痛。

榴槤——酒

飲酒前或飲酒後不宜吃榴槤，以免引起腸胃不適。

大棗（紅棗・黑棗）——洋蔥、大蒜

不可與洋蔥、大蒜同食，否則會發生頭部不適的現象。

李子——雀肉、蜂蜜

據文獻記載，李子不可和雀肉或蜂蜜同食，否則會損害人體五臟。

芒果——大蒜等辛辣物

芒果不可和大蒜等辛辣物同食，否則皮膚容易變黃。

# 吃對水果最重要

## ——水果和體質相對論

水果分溫熱、寒涼及平性，必須先了解自己的體質，才能選對適合自己的水果。我們將體質概分熱性、寒性兩大類，可依下面的簡易〈體質自我檢測表〉來進行檢測。

若是在熱性和寒性體質的項目都有打勾，則要看哪一類被勾選的項目較多，哪種症狀較常出現，來判斷自己體質的熱、寒性。

其實體質是複雜的，有時也會有寒熱夾雜的情形，這時可能就得請專業的中醫師來做體質判斷較準確。

檢測後如果是熱性體質的人，適合吃寒涼性的水果；如果是寒性體質的人，則適合多吃溫熱性的水果；平性水果則兩種體質都適合。吃對了水果，就不會造成身體不適，也才能達到利用水果養生及治療疾病的目的。

## 體質自我檢測表

| | 熱性體質 | 寒性體質 |
|---|---|---|
| **頭部** | □ 頭部發熱、顏面潮紅 | □ 貧血、臉色蒼白 |
| **五官** | □ 眼睛布滿血絲 | □ 頭部常暈眩 |
| **四肢** | □ 身體容易上火發炎 | □ 手腳冰冷 |
| **軀幹<br>（胸腹部）** | □ 容易緊張興奮、心跳速度快 | □ 低血壓 |
| | □ 經常便祕 | □ 常腹瀉、稀便 |
| **皮膚** | □ 臉上、身上易長痘疹 | □ 不容易長痘疹 |
| **泌尿生殖系統** | □ 尿少而色黃 | □ 尿多而色淡 |
| | □ 婦女生理週期常提早 | □ 婦女生理周期常延遲 |
| | □ 女性分泌物濃而有異味 | □ 女性分泌物稀稀水水的 |
| **綜合症狀** | □ 常口乾舌燥 | □ 不易口渴、不愛喝水 |
| | □ 不喜熱飲、嗜喝冷飲 | □ 不喜冷飲、喜喝熱飲 |
| | □ 不喜吃熱性食物 | □ 吃不得寒性食物 |
| | □ 喜歡説話，聲音又大又急 | □ 講話有氣無力，不喜歡講話 |
| | □ 體溫比別人高、容易流汗 | □ 不易流汗 |
| | □ 汗味濃、有體臭 | □ 病後痊癒較慢 |
| | □ 十分怕熱 | □ 怕冷 |
| | □ 腺體亢進、代謝旺盛、容易餓 | □ 經常感冒、抵抗力差 |
| | □ 容易煩躁不安、性急易怒 | □ 四肢無力、精神萎靡 |
| | □ 舌苔較厚、顏色偏黃 | □ 舌頭顏色淡紅、嘴唇無血色 |
| | □ 脈搏跳得又快又強 | □ 脈搏跳得較慢或較無力 |

## 寒、熱性體質適合吃的水果一覽表

| 體質 | 水果屬性 | 水果名稱 |
|------|---------|---------|
| 熱性體質 | 寒涼 | 楊桃、柿子、香蕉、番茄、奇異果、柚子、橘子、西瓜、香瓜、枇杷、梨子、草莓、桑椹、山竹、火龍果、椰子水、甘蔗 |
| 寒性體質 | 溫熱 | 荔枝、龍眼、桃子、梅子、櫻桃、榴槤、釋迦、紅棗、棗子、石榴 |
| 所有體質 | 平性 | 葡萄、檸檬、柳橙、李子、芒果、蘋果、鳳梨、番石榴、蓮霧、百香果、酪梨、木瓜、金橘 |

# 各種體質 適合吃的水果份量

其實每一種水果所含的營養成分都不相同，任何一種水果都有其營養價值，所以不管你的體質是偏寒還是偏熱，每一種水果都可以攝取。寒性體質的人也可以吃寒涼性水果，熱性體質的人也可以吃溫熱性水果，只是不要一次吃太多就好了。

我們大約可以一份含糖類15公克、熱量60大卡的水果作為基準。超過一份即為太多。

因此寒性體質的人，一天不要吃超過一份寒涼性的水果；熱性體質的人，一次不要吃超過一份溫熱性的水果，這樣就沒問題了。

例如：

❶ 1份60大卡的奇異果為115克，約一顆半。

❷ 1份60大卡的聖女番茄為175克，約23顆。

❸ 1份60大卡的美濃瓜為165克，約2/3顆。

## 各種體質適合的水果份量一覽表（1份60大卡）

| 水果屬性 | 水果 | 可食量（公克） | 數量（個/顆/片） |
|---|---|---|---|
| **寒涼屬性水果**<br>（適合熱性體質者食用，寒性體質者一天勿吃超過一份） | 楊桃(2個/斤) | 170 | 3/4 |
| | 柿子(6個/斤) | 70 | 3/4 |
| | 香蕉（中）(3根/斤) | 70 | 1/2根 |
| | 番茄（聖女番茄） | 175 | 23 |
| | 奇異果 | 115 | 1+1/2 |
| | 柚子（葡萄柚） | 190 | 3/4 |
| | 橘子（椪柑）(3個/斤) | 150 | 1 |
| | 西瓜（紅西瓜） | 250 | 10小片(1片) |
| | 香瓜（美濃瓜） | 165 | 2/3 |
| | 枇杷 | 125 | - |
| | 梨子（杏水梨） | 150 | 3/4 |
| | 草莓 | 160 | 16 |
| | 桑椹 | 150 | - |
| | 山竹(7個/斤) | 84 | 5 |
| | 火龍果 | 130 | - |
| | 椰子水 | 340ml | - |
| | 甘蔗 | 145ml | - |
| **溫熱屬性水果**<br>（適合寒性體質者食用，熱性體質者一天勿吃超過一份） | 荔枝 | 100 | 9 |
| | 龍眼 | 90 | 13 |
| | 桃子（水蜜桃） | 145 | 1 |
| | 梅子 | 25 | - |
| | 櫻桃 | 80 | 9 |
| | 榴槤 | 35 | 1/4瓣 |
| | 釋迦 | 60 | 1/2 |
| | 紅棗 | 25 | 10 |
| | 棗子 | 130 | 2 |
| | 石榴 | 150 | 1/3 |
| **平性屬性水果**<br>（適合各種體質者食用） | 葡萄 | 105 | 13 |
| | 檸檬(3.3個/斤) | 190 | 1+1/2 |
| | 檸檬汁 | 168ml | - |
| | 柳橙(4個/斤) | 130 | 1 |
| | 柳橙汁 | 120ml | - |
| | 李子（加州李） | 100 | 1 |
| | 芒果（愛文芒果） | 150 | 1+1/2片 |
| | 蘋果（青龍蘋果） | 115 | 1 |
| | 鳳梨(4斤/個) | 130 | 1/10顆 |
| | 番石榴（土芭樂） | 155 | 1 |
| | 蓮霧 | 170 | 2 |
| | 百香果 | 95 | 2 |
| | 酪梨 | 135 | 1/5 |
| | 木瓜 | 190 | 1/2 |
| | 金橘 | 102.5 | - |

　　　　　　　　註：可食量為水果去皮、去籽後的重量。如果是購買量會比可食量重一點。

# 水果宜忌和營養速查百科

水果跟各種食物一樣，隱藏各種密碼，透過本章內容可讓讀者解開各種水果密碼，利用不同水果的性味、宜忌和營養搭配適合自己體質的水果，達到調理身體的目的。

# 寒涼性水果

楊桃、香蕉、柿子、番茄、奇異果、柚子、橘子、西瓜、甜瓜、
枇杷、梨子、草莓、桑椹、火龍果、山竹、椰子水、甘蔗

楊桃

【性味】味甘而酸，性涼。

【功用】

1 清熱、生津止渴、改善口破、牙痛、咽喉腫痛。

2 利小便，改善小便熱痛。

3 解毒，可解酒毒、食毒。

【禁忌】

1 性涼，容易拉肚子的人不宜多吃。

2 楊桃味甘而酸，性涼，能生津止渴，但因鉀離子含量高，有腎臟病的人勿多食，否則易造成鉀排出不易，滯留於體內，使得心跳過快。

【選購】

外觀清潔、果肉肥厚、果色黃中帶綠，稜邊青綠、富光澤而有透明感的較好。稜邊變黑，皮色接近澄黃表示已熟透多時，太青則會較酸。食用時，去除種籽及其囊膜後口感較佳。

腎臟病人
不可多食

| 每100g 所含營養成分 | |
| --- | --- |
| 熱量 | 35 kcal |
| 水分 | 90 g |
| 碳水化合物 | 8.6 g |
| 維生素A效力 | 1.3 RE |
| 維生素C | 26 mg |
| 鉀 | 100 mg |
| 鈣 | 2 mg |
| 鐵 | 0.2 mg |

# 香蕉

筋骨受傷者
勿食

【性味】味甘，性寒。

【功用】

❶ 潤腸通便，能促進排便順暢，改善便祕，痔瘡出血。

❷ 可潤肺止咳，咳嗽無痰的患者可服用。

❸ 含鉀量高，可預防高血壓及心臟病。

❹ 可降低胃酸，對胃潰瘍有幫助。

❺ 可解酒毒。

【禁忌】

❶ 腎功能不好者，不宜多食，因含鉀量較高；空腹吃香蕉易讓血液中含鎂量遽升，故最好不要空腹食用。

❷ 骨折、筋骨扭傷者不宜食用香蕉，因香蕉中磷質含量稍高，容易造成體內鈣質降低，不利骨折的復原。又香蕉經體內代謝後，維生素B₁會隨之消耗，造成肌肉無力，易疼痛痙攣，因此傷及成熟後即可食用。

筋骨者切勿食用香蕉，以免加重病症。

❸ 新鮮的香蕉可軟便，但是烤熟、加熱後的香蕉可改善腹瀉。

【選購】

果指肥大，果皮外緣稜線較不明顯，果指尾端圓滑者較好。香蕉有梅花點食味較佳。選購時留意蕉柄不要泛黑，若有出現枯乾皺縮的現象，表示可能已開始腐壞。如果果皮稍青、香氣不夠濃郁的話，買回家時可用密封罐存放3天，待香氣撲鼻，

| 每100g所含營養成分 | |
|---|---|
| 熱量 | 91 kcal |
| 水分 | 74 g |
| 碳水化合物 | 18 g |
| 維生素A效力 | 2.3 RE |
| 維生素C | 10 mg |
| 鉀 | 290 mg |
| 鈣 | 5 mg |
| 鐵 | 1.5 mg |

# 柿子

【性味】味甘而澀，性寒。

【功用】

❶潤肺止咳、化痰、清熱生津、降血壓。

❷柿霜能補虛勞不足、生津、潤聲喉、治久咳。

【禁忌】

❶不能空腹食用，因柿子含較多的單寧酸，易使消化道痙攣而產生腹痛及消化不良。

❷性寒，婦人坐月子時以及脾胃虛寒者不能食用。

❸缺鐵性貧血的患者不宜吃柿子，因柿子本身含有單寧酸，而它會與鐵相互結合，阻礙鐵的吸收。

❹食用未成熟或未去皮的柿子，容易和胃酸結合成不易溶解的硬塊，稱之為「柿石」。

❺柿子不可和海鮮同食，柿子的單寧酸和高鈣的海鮮亦容易和胃酸結合成不易溶解的硬塊。

❻柿子不可和地瓜同食，地瓜富含澱粉會使胃酸升高，亦會和柿子的單寧酸結合成不宜溶解的硬塊。

【選購】

大顆且果實完整，顏色達到成熟時應有的色澤，無損傷的較好。

甜柿：果實較小，為軟柿，俗稱紅柿。

澀柿：果實較大，為硬柿，俗稱脆柿。

柿餅：將柿子乾燥後製成的柿餅。

柿霜：柿餅表面白色的粉狀結晶。

| 每100g 所含營養成分 | |
| --- | --- |
| 熱量 | 68 kcal |
| 水分 | 81 g |
| 碳水化合物 | 23.7 g |
| 維生素A效力 | 52.8 RE |
| 維生素C | 46 mg |
| 鉀 | 150 mg |
| 鈣 | 10 mg |
| 鐵 | 0.1 mg |

可治
久咳不癒

FRUIT

# 4

水果小百科

# 番茄（黑柿蕃茄、聖女蕃茄等）

【性味】味甘而酸，性微寒。

【功用】

❶ 健胃消食、生津止渴、治牙齦出血。

❷ 預防高血壓。

❸ 富含維他命C，對口角炎有幫助。

【禁忌】

❶ 空腹不宜過量食用，因番茄中含有大量的膠質、柿膠酚等物質，這些物質能與胃酸發生化學反應，並凝結成不易解的塊狀物，堵住胃的出口，使胃內壓力升高，造成胃的擴張，引發胃脹痛。

❷ 買番茄時，必須選擇外表

熟透且全紅的，因為未熟的番茄含有番茄鹼，若大量進食後，會引發食物中毒，造成胃腸發炎、胃部灼痛等症狀，輕者可喝濃茶或鹽水來解之，重者必須送醫治療。

❸ 腸胃虛寒（易腹瀉）者、正患寒咳（喉癢痰白）者不宜多吃生番茄，因其性寒，最好煮熟才吃。

【選購】

果實飽滿，果肉結實無空心，色澤均勻無裂痕或病斑，熟度適中，硬度過高或過軟者較不好。

可防治高血壓、口角炎

| 每100g 所含營養成分 | |
| --- | --- |
| 熱量 | 35 kcal |
| 水分 | 91 g |
| 碳水化合物 | 5.4g |
| 維生素A效力 | 716.6 RE |
| 維生素C | 67 mg |
| 鉀 | 180 mg |
| 鈣 | 17 mg |
| 鐵 | 0.6 mg |

# 奇異果（獼猴桃）

坐月子婦女
不建議食用

### 每100g所含營養成分

| 熱量 | 53 kcal |
|---|---|
| 水分 | 85 g |
| 碳水化合物 | 12.8 g |
| 維生素A效力 | 16.7 RE |
| 維生素C | 87 mg |
| 鉀 | 290 mg |
| 鈣 | 26 mg |
| 鐵 | 0.3 mg |

【性味】味甘而微酸，性寒。

【功用】

❶ 清熱、緩解熱燥、止渴，改善煩渴。

❷ 利小便、治小便澀痛。

❸ 健脾止瀉，改善腹瀉。

❹ 可降血脂。

【禁忌】

❶ 奇異果須經催熟後才可食用。

❷ 奇異果屬性較寒，經期、坐月子的婦女盡量不要食用。

❸ 奇異果容易與奶製品中的蛋白質凝結成塊，影響消化功能，故喝牛奶前後不宜吃奇異果。

【選購】

果實成熟，果形勻稱，以無傷痕的最好。果實堅實者會較酸，買回家放3天即成熟可食，可使酸味減少，果肉也會變軟。若果肉出現過分柔軟或脹大的現象，表示是不新鮮的。

不可與藥物
同食

# 柚子（文旦、葡萄柚等）

【性味】味甘而酸，性寒。

【功用】

1 消食和胃（幫助消化）、理氣化痰。

2 解酒毒、降血糖。

3 柚子可去除腸胃中惡氣，所以可以改善孕婦害喜不思飲食、口淡的症狀。

【禁忌】

1 柚子性寒，脾胃虛寒者慎食，以免肚子不舒服。它具有軟便的作用，且排便時會有柚子的味道。

2 柚子性寒，因此感冒有痰者不宜多食。

3 葡萄柚不可與某些藥物同食，包括心絞痛藥、鎮靜劑、高血壓藥、降血脂藥、抗組織胺等藥物，否則會使藥物血中濃度上升造成危險，最好能相隔2小時服用才安全。

【選購】

果皮較薄，質沉重的水分較足，果肉較軟而汁多，味稍甜，果核少才是良品。

| 每100g所含營養成分 | |
|---|---|
| 熱量 | 32 kcal |
| 水分 | 91 g |
| 碳水化合物 | 7.7 g |
| 維生素A效力 | 0 RE |
| 維生素C | 32 mg |
| 鉀 | 110 mg |
| 鈣 | 11 mg |
| 鐵 | 0.1 mg |

# 橘子

【性味】甘而酸，性涼。

【功用】

1 生津止渴。

2 潤肺化痰，可化痰順氣，改善咳痰。

3 可利尿，改善小便不利。

4 橘子葉煎茶飲用可改善乳腺炎。

【禁忌】

1 橘子可化痰，但若是因感冒受風寒而引起的咳嗽，禁止食用橘子；空腹也不宜吃橘子，因為會刺激胃黏膜。

2 橘子含有豐富的胡蘿蔔素，連續大量食用會使皮膚變黃。

3 吃橘子時禁止與白蘿蔔或牛奶一同進食，因蘿蔔食後，會在人體產生硫酸鹽，經代謝之後更會製造出抑制甲狀腺作用的物質，而橘子中所含的類黃酮物質與此物質一起作用後，容易導致甲狀腺腫大。又橘子所含的成分會使牛奶凝固，影響胃的消化吸收，因此不宜在進食白蘿蔔或牛奶後，立刻食用橘子，以免造成不適。

【選購】果實圓大、飽滿，有彈性感覺有重量的，水分甜度才夠。橘子種類繁多，其中以柑橘外皮最難剝。

忌與白蘿蔔或
牛奶同食

| 每100g所含營養成分 | |
|---|---|
| 熱量 | 40 kcal |
| 水分 | 89 g |
| 碳水化合物 | 10.2 g |
| 維生素A效力 | 66.7 RE |
| 維生素C | 31 mg |
| 鉀 | 55 mg |
| 鈣 | 24 mg |
| 鐵 | 0.2 mg |

糖尿病患者
禁食

# 西瓜

【性味】味甘，性寒。

【功用】

❶ 清熱解暑、生津利尿、治口破及口腔炎，改善暑熱引起的咽喉痛，口破，舌破，牙痛。

❷ 西瓜是清涼解暑佳品。

❸ 潤腸，可改善便祕。

❹ 西瓜皮可利水消腫。

【禁忌】

容易拉肚子和體質虛寒的人不宜多吃，而糖尿病的患者則完全禁食。過分攝食西瓜會沖淡胃液，引起消化不良、腹瀉。

【選購】

❶ 西瓜的果皮堅硬而有光澤，表面花紋清晰鮮明，果柄粗細均勻。

❷ 如果柄呈黃枯、乾燥狀，為腐敗的藤瓜，千萬不可購買。

❸ 用手觸摸西瓜要有光滑感，用手指輕彈之發出濁音、沉甸甸者為熟瓜。

❹ 一手托瓜，一手拍瓜，有類似振動感的較好。

| 每100g所含營養成分 | |
| --- | --- |
| 熱量 | 25 kcal |
| 水分 | 93 g |
| 碳水化合物 | 6.0 g |
| 維生素A效力 | 126.7 RE |
| 維生素C | 8 mg |
| 鉀 | 100 mg |
| 鈣 | 4 mg |
| 鐵 | 0.3 mg |

# 甜瓜

（香瓜、黃香瓜、美濃瓜、哈密瓜等）

【性味】味甘，性涼。

【功用】消暑解渴，利小便。

【禁忌】

1 甜瓜的瓜蒂，可用於催吐，略帶毒性。

2 文獻記載甜瓜不可與田螺同食，否則會引起腹脹不適。

【選購】

1 完整、亮麗、新鮮，有濃郁香氣。

2 瓜的臍部大，用手輕壓有微微軟化的感覺；反之若下陷，則代表過熟，容易變質腐壞。

3 觸摸果皮，有點沾黏的感覺才較好。

| 每100g所含營養成分 | |
| --- | --- |
| 熱量 | 35 kcal |
| 水分 | 91 g |
| 碳水化合物 | 7.5 g |
| 維生素A效力 | 118.3 RE |
| 維生素C | 20 mg |
| 鉀 | 200 mg |
| 鈣 | 14 mg |
| 鐵 | 1.2 mg |

**不可與田螺同食**

# 枇杷

【性味】味甘而酸,性涼。

【功用】

1 潤肺止咳,改善肺熱咳嗽(熱咳者較為適合),治失聲。

2 增進食慾、幫助消化,止嘔吐、打嗝。

3 有胃熱、口乾,流鼻血的人適合食用。

【禁忌】

1 性涼,易腹瀉者不宜過分攝食。

2 多食會生痰,咳嗽痰清稀者不宜食用。

【選購】

選擇果粒大而完整,色澤濃且均勻果皮的絨毛及果粉完美的較佳。

易腹瀉者
不可多食

| 每100g所含營養成分 | |
|---|---|
| 熱量 | 32 kcal |
| 水分 | 91 g |
| 碳水化合物 | 8.1 g |
| 維生素A效力 | 131.7 RE |
| 維生素C | 2 mg |
| 鉀 | 150 mg |
| 鈣 | 11 mg |
| 鐵 | 0.1 mg |

可助消化、
降血壓

# 梨子

【性味】味甘而微酸，性涼。

【功用】
1 生津止渴，清熱降火。
2 保肝、助消化、促進食慾。
3 降血壓，改善高血壓引起的頭暈目眩。
4 止咳化痰潤肺。
5 解酒毒。

【禁忌】
1 肺寒咳嗽時痰是清稀的，不可以吃梨子。吃梨子的時機是久咳或熱咳，梨子可蒸熟來吃。
2 哺乳的產婦不宜多食，多食會太冷。
3 梨子多食會傷脾胃，適量食用才可助脾胃。

【選購】
果形勻稱，以有重量、硬度感的為宜，表面有深褐色或黑色現象者不宜購買。

| 每100g 所含營養成分 | |
| --- | --- |
| 熱量 | 40 kcal |
| 水分 | 89 g |
| 碳水化合物 | 13.2 g |
| 維生素A效力 | 0 RE |
| 維生素C | 5 mg |
| 鉀 | 110 mg |
| 鈣 | 3 mg |
| 鐵 | 0.2 mg |

酒醉不適時
可食用

# 草莓

【性味】味甘而酸，性涼。

【功用】

❶ 含有胺類物質，對治療白血病、再生障礙貧血等血液病有輔助治療作用。

❷ 潤肺生津，肺燥乾咳者可食用。

❸ 可健胃，改善食慾不振、消化不良。

❹ 神疲面黃者可吃。亦可改善月經失調。

❺ 含維生素C，改善牙齦出血、口腔炎、咽喉疼痛。

❻ 酒醉不適可食用。

❼ 防治動脈硬化、冠心病。

【禁忌】

❶ 草莓果肉嬌嫩不易久存，要及早食用。另外，果肉外無果皮包裹，較易沾染病菌和污物。

❷ 草莓含草酸鈣較多，有結石的人不宜多食。

【選購】

果實碩大而硬，外表鮮紅光亮、富有光澤、無碰傷的較好。

| 每100g所含營養成分 | |
| --- | --- |
| 熱量 | 35 kcal |
| 水分 | 91 g |
| 碳水化合物 | 9.2 g |
| 維生素A效力 | 716.6 RE |
| 維生素C | 67 mg |
| 鉀 | 180 mg |
| 鈣 | 17 mg |
| 鐵 | 0.6 mg |

FRUIT
# 13
水果小百科

# 桑椹

忌與韭菜
同食

【性味】味甘，性寒。

【功用】

❶ 養血滋陰，治陰血不足所引起的頭暈目眩。

❷ 補肝腎，可烏髮，強腰膝，改善耳鳴。

❸ 潤腸通便，適用於老人腸燥便祕。

❹ 生津止渴。

【禁忌】

❶ 桑椹能使胰蛋白酶活性降低，因此消化不良的人要慎用。

❷ 桑椹與韭菜同食會引起腹痛下痢。

❸ 脾胃虛弱容易腹瀉的人不宜多食。

【選購】

果實大，紫黑成熟者較好。

| 每100g所含營養成分 | |
|---|---|
| 熱量 | 46 kcal |
| 水分 | 90 g |
| 碳水化合物 | 10.2 g |
| 維生素A效力 | 36 RE |
| 維生素C | 51 mg |
| 鉀 | 271 mg |
| 鈣 | 55 mg |
| 鐵 | 2.6 mg |

# 火龍果

〔性味〕味甘性涼。

〔功用〕

❶ 生津止渴、清熱涼血、通便利尿。

❷ 有利於改善便祕、痔瘡。

〔禁忌〕

❶ 性涼，婦女月經來時不宜食用。

❷ 易腹瀉者不宜多吃。

〔選購〕外皮薄而軟、沒有傷痕，果粒大且色澤鮮紅亮麗者為佳。

婦女經期
不宜食用

| 每100g所含營養成分 | |
|---|---|
| 熱量 | 50 kcal |
| 水分 | 86 g |
| 碳水化合物 | 12.5 g |
| 維生素A效力 | 0 RE |
| 維生素C | 7 mg |
| 鉀 | 190 mg |
| 鈣 | 4 mg |
| 鐵 | 0.3 mg |

# 山竹

**可解熱化痰**

【性味】味甘酸，性涼。

【功用】

❶ 可改善熱咳有濃痰，適用於咳嗽時有痰，痰呈白或黃色且很黏稠者。

❷ 改善乾嘔，適用於嘔吐而沒有吐出東西者。

❸ 含鎂量豐富，改善心血管疾病，防止結石。

❹ 解熱降火。

【禁忌】

❶ 性涼體質虛寒者不宜多吃。

❷ 山竹的外皮汁液味澀，剝去外殼時要小心，若汁液沾到果肉，口感會顯得澀澀的，不好吃。

【選購】

外觀果皮呈暗紫紅色，果蒂鮮綠。用力按壓果皮時感到有彈性，若感覺軟軟的，表示已成熟可以食用，以剝開山竹見果白厚者較好。

| 每100g所含營養成分 | |
|---|---|
| 熱量 | 71 kcal |
| 水分 | 80 g |
| 碳水化合物 | 18.7 g |
| 維生素A效力 | 11.7 RE |
| 維生素C | 4 mg |
| 鉀 | 60 mg |
| 鈣 | 12 mg |
| 鐵 | 0.2 mg |

# 椰子水

【性味】味甘、性涼。

【功用】

❶ 椰子水性涼，有止渴、利小便、清涼消暑的作用，可改善煩渴，尿少，浮腫。

❷ 椰子肉性平，有補益脾胃，殺腸內寄生蟲，消疳積的作用。

【禁忌】

椰肉含熱量較高，食之可耐飢餓，故有「食其肉則不飢」之說。

【選購】

❶ 椰子放太久，椰子汁會較少，因此不宜選擇果皮已太棕黃色者。可用手輕輕搖動，或用手拍有清晰水聲者較佳。

❷ 新鮮椰汁，呈乳白色，汁液濃稠，油脂豐富，香味四溢。變壞的椰汁，有強烈酸味，椰液中成凝固狀，不宜飲用。

❸ 市售的椰青已去掉青色外果皮，只留部分果皮，鮮嫩的品種，頂端的三稜稍堅實。假如按下時，有軟軟的感覺，表示果實太熟，食味欠佳。

消暑降火
良品

| 每100g 所含營養成分 | |
|---|---|
| 熱量 | 18 kcal |
| 水分 | 95 g |
| 碳水化合物 | 4.9 g |
| 維生素A效力 | 0 RE |
| 維生素C | 1 mg |
| 鉀 | 190 mg |
| 鈣 | 21 mg |
| 鐵 | 0 mg |

# 甘蔗

**忌空腹時食用**

【性味】味甘，性寒。

【功用】

1 解熱生津、潤燥滋養。

2 利小便、通大便。

3 滋養肺胃，降胃氣，改善反胃嘔吐。

【禁忌】

1 甘蔗剖面發黃、味酸，有霉味和酒糟味時不宜食用，易引起中毒；此外，空腹也不宜食用甘蔗，易發生「高滲性昏迷」。

2 生甘蔗汁能解清熱、助消化、解酒，但脾胃虛寒者不宜飲用，因其較為甘寒。但甘蔗汁煮熱之後，其性轉溫，具有滋養保健之功效，有利於脾臟的運作。

【選購】

竿直且節疏密適度者為佳。

| 每100g所含營養成分 | |
| --- | --- |
| 熱量 | 51 kcal |
| 水分 | 87 g |
| 碳水化合物 | 11.5 g |
| 維生素A效力 | 0 RE |
| 維生素C | 1.3 mg |
| 鉀 | 0 mg |
| 鈣 | 0 mg |
| 鐵 | 0 mg |

# 溫熱性水果

龍眼、荔枝、桃子、梅子、櫻桃、榴槤、釋迦、紅棗、石榴、棗子

可治
失眠、健忘

# 龍眼（桂圓）

【性味】味甘，性微溫。

【功用】

1 能增強記憶力，消除疲勞。

2 思慮過度引起的健忘、失眠、驚悸、心悸可食之。

3 產後血虛可食。

4 本草綱目中記載：「久服強魂聰明，輕身不老」，故可延年益壽。

【禁忌】

1 有火氣的人不可吃太多。

2 民間流傳孕婦常吃龍眼，生下的小寶寶會有一對炯炯有神的龍珠大眼，但如果孕婦平常就容易口渴、便祕，則是不宜多食。

3 桂圓富含鐵質，能改善因貧血引起的面容憔悴，但其性甘溫，常服用會造成濕熱痰滯、胸悶不寬等現象，須稍加留意。

【選購】

1 新鮮、果皮還沒變黑，枝小為優先選擇，將之剝開時，果肉透明而無汁液溢出、無一層薄膜包裹、剝開時果肉乾淨俐落的較好。

2 龍眼果蒂部位不宜沾水，否則易變壞，凡用水沖洗過的龍眼均不能久存。

較少，黑粒多且飽滿，不宜選太大顆的。果肉厚、果核

| 每100g所含營養成分 | |
| --- | --- |
| 熱量 | 73 kcal |
| 水分 | 80 g |
| 碳水化合物 | 16.9 g |
| 維生素A效力 | 0 RE |
| 維生素C | 88 mg |
| 鉀 | 260 mg |
| 鈣 | 5 mg |
| 鐵 | 0.2 mg |

| 龍眼乾 每100g所含營養成分 | |
| --- | --- |
| 熱量 | 273 kcal |
| 水分 | 19 g |
| 碳水化合物 | 0 g |
| 維生素A效力 | 0 RE |
| 維生素C | 0.4 mg |
| 鉀 | 1300 mg |
| 鈣 | 72 mg |
| 鐵 | 1.5 mg |

# 荔枝

【性味】味甘而酸，性溫。

【功用】

1 健脾止瀉

2 養肝補血，改善神經衰弱，病後體虛的人適合食用。

3 益胃縮小便，改善小兒尿床。

【禁忌】

1 因荔枝屬溫熱性水果，吃多了易上火，體質較熱的人不可多吃，空腹也不可吃太多。

2 荔枝可促進血液循環、補血，但燥熱體質者不宜多食。

3 荔枝攝食過多，會出現噁心、四肢無力、頭暈的現象，俗稱「荔枝病」。這是因為荔枝裡面豐富的果糖進入人體後，需要依賴肝臟中的轉化酶進行轉化成為葡萄糖，若一次大量攝取轉化不及，就易得荔枝病。荔枝病可用荔枝殼煮水飲用來緩解。

4 小孩子不可吃太多荔枝，因為小孩的轉化酶較少。

【選購】

以新鮮飽滿為佳，果實適中，果形圓而略尖，果皮鱗狀明顯易見，並具有刺手感覺更佳。新鮮的荔枝附有枝葉，可於選購時稍加留意，果皮如變瘀紅色或呈咖啡色，觸摸時有脆硬感，代表採下已有一段時日，較不宜購買。

小孩不宜
過量食用

| 每100g所含營養成分 | |
| --- | --- |
| 熱量 | 59 kcal |
| 水分 | 84 g |
| 碳水化合物 | 14.8 g |
| 維生素A效力 | 0 RE |
| 維生素C | 51 mg |
| 鉀 | 180 mg |
| 鈣 | 11 mg |
| 鐵 | 0.4 mg |

# 桃子（水蜜桃、甜桃等）

**改善缺鐵性貧血**

| 每100g所含營養成分 | |
| --- | --- |
| 熱量 | 43 kcal |
| 水分 | 88 g |
| 碳水化合物 | 10.3 g |
| 維生素A效力 | 73.3 RE |
| 維生素C | 4 mg |
| 鉀 | 100 mg |
| 鈣 | 4 mg |
| 鐵 | 0.2 mg |

【用】味甘而酸，性溫。

❶ 生津止渴、助排便，改善腸躁便祕。

❷ 活血、益氣，改善身體虛弱。

❸ 含鐵量豐富，防治缺鐵性貧血。

【禁忌】

❶ 據文獻記載，桃子不可與鱉同食，否則會引起胃痛。

❷ 性溫，火氣大的人不可多吃，多食令人生熱。

❸ 食用桃子時要留意果皮上的茸毛，可將皮上茸毛輕輕刷洗乾淨，或者撕去桃皮，只吃果肉，因為茸毛會刺激喉部，引起咳嗽。

【選購】果頰圓碩飽滿，縫合線雙邊果肉平整對稱的較好。

胃發炎者
不宜食用

# 梅子

【性味】味酸，性溫。

【功用】

1 收縮膽囊，促進膽汁分泌。

2 抗過敏，抑菌作用。

3 生津止渴，增加唾液，改善口乾。

4 止咳（非感冒的咳嗽），改善肺虛久咳，虛熱煩咳。

5 止瀉，改善久瀉。

6 安蛔蟲，改善蛔蟲腹痛。

【禁忌】

1 梅子味極酸，吃多了對牙齒不好。

2 胃潰瘍、胃炎、胃酸過多的人不適合食用。

3 感冒引起的咳嗽不能吃梅子。

4 食用完後，最好能立即刷牙、漱口，因梅子味酸，容易使牙齦腫脹、牙齒酸軟無力。

【選購】

果實大、肉厚、核小者較好。

烏梅：青梅用煙燻烤或蒸後，其色呈烏黑，因而得名。

白梅：用鹽水浸漬曝乾後，上面會有白霜。

| 每100g所含營養成分 | |
|---|---|
| 熱量 | 62 kcal |
| 水分 | 90 g |
| 碳水化合物 | 51 g |
| 維生素A效力 | 65 RE |
| 維生素C | 6 mg |
| 鉀 | 240 mg |
| 鈣 | 12 mg |
| 鐵 | 0.6 mg |

# 櫻桃

【性味】味甘，性溫。

【功用】

❶ 含鐵量高，缺鐵性貧血食之有幫助。

❷ 補中益氣，體質虛弱、疲勞倦怠、食量小者適合食用。

❸ 祛風濕，改善風濕疼痛，四肢麻木者可服用。

【禁忌】

❶ 櫻桃攝食過多，也是會上火的。

❷ 櫻桃含有鐵、氰，若過量攝取，會引起鐵或氰中毒。

萬一產生不適感，可飲用甘蔗汁來清熱解毒。

【選購】

❶ 色澤鮮紅為新鮮，接近棗紅色的表示很熟了，要即買即吃。

❷ 新鮮的櫻桃，表皮光滑，有隆脹感，無凹凸瑕疵，果蒂連著果實，用力搓果蒂才會脫落，若果蒂極易脫落表示過熟。另外，果蒂部分若出現深褐色，則表示果實已開始變質，不宜食用。

過食會引起鐵或氰中毒

| 每100g所含營養成分 | |
| --- | --- |
| 熱量 | 71 kcal |
| 水分 | 80 g |
| 碳水化合物 | 18 g |
| 維生素A效力 | 1.2 RE |
| 維生素C | 12 mg |
| 鉀 | 220 mg |
| 鈣 | 15 mg |
| 鐵 | 0.3 mg |

# 榴槤

可改善腹瀉、經痛

【性味】味甘，性熱。

【功用】

1 滋補強壯，健骨固齒。

2 寒性體質者服之可活血散寒，改善腹部寒涼及腹瀉。

3 女性虛寒者可緩解痛經。

【禁忌】

1 富含脂肪、熱量高，肥胖及熱性體質者不宜多食。

2 高血壓者不宜多吃。

3 吃榴槤前後不可飲酒，以免引起腸胃不適。

【選購】

外形完整、果皮色呈深褐色，氣味濃烈者較好，較綠者則還不宜食用。

| 每100g所含營養成分 | |
| --- | --- |
| 熱量 | 162 kcal |
| 水分 | 57 g |
| 碳水化合物 | 37.8 g |
| 維生素A效力 | 3.3 RE |
| 維生素C | 66 mg |
| 鉀 | 420 mg |
| 鈣 | 4 mg |
| 鐵 | 0.3 mg |

# 釋迦

糖尿病患者
不宜多食

| 每 100g 所含營養成分 | |
| --- | --- |
| 熱量 | 104 kcal |
| 水分 | 70 g |
| 碳水化合物 | 26.6 g |
| 維生素A效力 | 0 RE |
| 維生素C | 99 mg |
| 鉀 | 390 mg |
| 鈣 | 18 mg |
| 鐵 | 0.3 mg |

【性味】味甘，性溫。

【功用】

❶ 補中益氣，但熱量高。

❷ 止腹瀉。

❸ 維他命C豐富，可強壯筋骨，提升免疫力。

❹ 清喉潤肺。

❺ 消瘦者，可常吃釋迦以增胖。

【禁忌】因其糖分高，糖尿病患者及肥胖者不宜多吃。

【選購】選擇果形完整，果實鱗溝呈乳白色，果鱗綠中透白帶有果粉，無黑點者較好。

# 紅棗（大棗）

忌與
大蒜、洋蔥
同食

【性味】味甘，性溫。

【功用】

❶ 舉凡脾胃虛弱、容易疲勞、胃口差、容易腹瀉、面黃肌瘦、心煩失眠、高膽固醇血症、白血球減少者皆適合食用。

❷ 根據實驗研究紅棗可降低血中膽固醇及增加血清白蛋白、促進白細胞新陳代謝，提升 C-AMP 活性。

❸ 根據研究顯示紅棗含有三帖類化合物的成分，具有抑制肝炎病毒活性的功效，因此本身為慢性肝炎帶原者，在日常生活中不妨吃些紅棗來保養肝臟。

❹ 紅棗性溫，可改善手足冰冷的情形。

【禁忌】

❶ 黑棗的功用與紅棗相似，但黑棗較滋補，蛀牙和牙齒疼痛者禁食。

❷ 大棗（紅棗、黑棗）不可與洋蔥、大蒜同食，否則會發生頭部不適的現象。

❸ 火氣大，體內有熱的人不宜多食。

❹ 紅棗含糖量較高，不適合糖尿病的人食用。

【選購】

皮薄皺紋少而淺，果形完整核小者為宜。

| 每100g所含營養成分 | |
| --- | --- |
| 熱量 | 252 kcal |
| 水分 | 36 g |
| 碳水化合物 | 59.5 g |
| 維生素A效力 | 0 RE |
| 維生素C | 1 mg |
| 鉀 | 597 mg |
| 鈣 | 50 mg |
| 鐵 | 1.7 mg |

石榴

【性味】味甘酸澀、性溫。

【功用】

1 生津止渴，改善口渴煩熱。

2 抑菌止瀉，可改善腹瀉久痢。

3 有抗氧化作用，可預防心血管疾病。

【禁忌】

1 吃多了會損傷肺氣。

2 石榴有收斂止瀉的作用，所以便祕的人不可多食。

3 由於味道酸澀，吃多了會損傷牙齒。

【選購】

表皮光亮飽滿，放在手心有沉重感的表示水分較足較好。若表皮有一塊塊的黃黑色斑塊表示快壞掉了，剝開後石榴籽呈現鮮紅色而非慘白色比較好。

便祕者
忌多食

| 每100g所含營養成分 | |
|---|---|
| 熱量 | 67 kcal |
| 水分 | 81 g |
| 碳水化合物 | 16.8 g |
| 維生素A效力 | 1.3 RE |
| 維生素C | 15 mg |
| 鉀 | 200 mg |
| 鈣 | 15 mg |
| 鐵 | 0.4 mg |

# 棗子（蜜棗）

【性味】味甘、性溫。

【功用】

❶ 健脾益胃，改善脾胃虛弱所導致的身疲乏力。

❷ 養血安神，可改善心煩、失眠。

❸ 益氣生津，可改善口乾、口渴。

❹ 維生素C含量高，可預防感冒，提高免疫力。

❺ 補氣養血，可改善貧血、血小板減少、白血球減少。

【禁忌】

棗子空腹不宜多食，易傷胃。

【選購】

果形成卵圓形，飽滿圓潤，表皮光滑，呈有光澤的鮮綠色，偏綠轉白者口感較清脆，果皮薄者較佳，果蒂深而未脫落者較新鮮。棗子要在食用前才清洗，這樣才可以保鮮。

應在飯後攝食

| 每100g所含營養成分 | |
| --- | --- |
| 熱量 | 46 kcal |
| 水分 | 87 g |
| 碳水化合物 | 11.1 g |
| 維生素A效力 | 5 RE |
| 維生素C | 45 mg |
| 鉀 | 200 mg |
| 鈣 | 8 mg |
| 鐵 | 0.2 mg |

# 平性水果

葡萄、檸檬、柳橙、李子、芒果、蘋果、鳳梨、

番石榴、蓮霧、酪梨、木瓜、金橘、百香果

# 葡萄

【性味】味甘而酸，性平。

【功用】

❶ 生津補氣血，改善神疲乏力。

❷ 有益於孕婦，可補氣血、安胎，改善頭暈身體無力。

❸ 利小便，改善浮腫。

❹ 滋養肝腎之陰，改善腰腿痠軟無力，風濕性痠痛。

【禁忌】

❶ 不可一次攝食過量，否則易使人煩躁，即所謂的「多食生內熱」。若食用正常量是不會上火的。

❷ 葡萄可加工成葡萄酒、葡萄汁、葡萄乾，可補益身體，但不宜過量食用。

【選購】

果粒碩大、堅實、富彈性，整串成紫黑色、無脫粒且果皮表面有果粉者較好。葡萄以結實、排列稍有空隙的為佳，不須一整串緊密。葡萄有紅、白、紫多種顏色，新鮮者皆佳。

宜孕婦
安胎食用

| 每 100g 所含營養成分 | |
| --- | --- |
| 熱量 | 57 kcal |
| 水分 | 84 g |
| 碳水化合物 | 14.7 g |
| 維生素A效力 | 0 RE |
| 維生素C | 4 mg |
| 鉀 | 120 mg |
| 鈣 | 4 mg |
| 鐵 | 0.2 mg |

降低血脂肪
的利器

# 檸檬

味酸，性平。

1 增加胃腸蠕動，有助消化吸收。

2 降低血脂、消炎作用。

3 利水消腫，防治泌尿系統結石。

4 孕婦嘔吐、食慾不振可食

| 每100g所含營養成分 | |
|---|---|
| 熱量 | 32 kcal |
| 水分 | 91 g |
| 碳水化合物 | 7.5 g |
| 維生素A效力 | 0 RE |
| 維生素C | 27 mg |
| 鉀 | 120 mg |
| 鈣 | 33 mg |
| 鐵 | 0.2 mg |

用，亦可安胎，故有「宜母子」之稱。

5 生津止渴，改善暑熱煩渴。

6 檸檬是潔膚美容水果。

〔禁忌〕

胃潰瘍、十二指腸潰瘍的患者，食後常感不適，因此潰瘍及胃酸較多者並不適合食用檸檬。

〔選購〕

大小皆可、果形完整，以無斑點而有濃郁芬芳氣味、外形光滑好看、色澤鮮明且果皮柔軟者為宜，果皮粗糙及外皮較硬者，代表果皮太厚比較不好。

# 柳橙（柳丁）

【性味】味甘，性平。

【功用】

1 生津止渴，改善口乾舌燥。

2 可通乳，婦女乳汁不通者可食，乳房脹痛者亦可食之。

3 可預防感冒。

4 可行氣化痰，改善咳嗽有痰。

5 柳橙皮加水煮，可改善咳嗽有痰。

【禁忌】

柳橙1顆大約為60大卡，而1杯現榨的柳橙汁至少需要5～6顆的柳橙，其熱量相當於2～3碗的米飯，因此最好能以現吃柳橙來取代果汁，以避免攝取過多的熱量而發胖不自知。

【選購】

柳橙越成熟，風味越好。以有濃厚果香、果皮光滑橙黃，且手握柳丁有彈力而皮薄者較甜、水分較足。

柳橙汁熱量高，不宜過量

| 每100g所含營養成分 | |
|---|---|
| 熱量 | 43 kcal |
| 水分 | 88 g |
| 碳水化合物 | 10.6 g |
| 維生素A效力 | 0 RE |
| 維生素C | 38 mg |
| 鉀 | 120 mg |
| 鈣 | 32 mg |
| 鐵 | 0.2 mg |

不可同時喝
大量的水

# 李子

【性味】味甘而酸，性平。

【功用】

❶ 促進胃酸和消化酶的分泌。

❷ 增強腸胃蠕動。

❸ 生津止渴，利小便。

❹ 有虛火者可食用。因熬夜或體虛而有口乾舌燥、牙齦浮腫者為虛火，可食李子。

❺ 肝病食李，凡肝硬化、肝炎的人適合吃李子。

❸ 李子不宜多食，攝入過多易與胃中的鹽酸鹽相互結合，形成人體難以消化的物質，進而產生傷害。

❹ 據文獻記載，李子不可和雀肉或蜂蜜同食，否則會損害人體五臟。

【選購】

果實碩大飽滿，果皮覆蓋蠟粉者為宜。

【禁忌】

❶ 味苦澀或放入水中會漂浮的李子有毒，禁止食用。

❷ 吃完李子不宜喝大量的水，否則易腹瀉。

### 每100g所含營養成分

| | |
|---|---|
| 熱量 | 57 kcal |
| 水分 | 84 g |
| 碳水化合物 | 15 g |
| 維生素A效力 | 33.3 RE |
| 維生素C | 3 mg |
| 鉀 | 120 mg |
| 鈣 | 5 mg |
| 鐵 | 0.2 mg |

# 芒果

（土芒果、愛文芒果、金煌芒果等）

被它熱帶水果之王的名稱給誤導了。

【性味】味甘而微酸，性平。

【功用】

❶ 生津止渴、利小便。

❷ 能止暈止吐，會暈車暈船的人，可於行前吃一點芒果。

❸ 芒果實際上是平性的水果，吃多了不會上火，相反的，還可以止口渴、咽喉乾燥，舉凡聲音沙啞、小便不利者也適合食用，千萬不要

**皮膚敏感者不宜食用**

【禁忌】

❶ 飽餐後不宜食用大量芒果，皮膚敏感或有皮膚病的人也不宜食用，因為芒果在中醫來講屬濕毒之品。

❷ 芒果不可和大蒜等辛辣物同食，否則皮膚易變黃。

【選購】

果形完整、豐滿、新鮮、有彈性。表皮光滑無黑點，觸摸時有肉質感，香味濃郁，果蒂周圍無黑斑。成熟的果實，表皮會有一些帶黏性的樹脂，呈咖啡色。

| 每100g所含營養成分 | |
|---|---|
| 熱量 | 40 kcal |
| 水分 | 89 g |
| 碳水化合物 | 10.2 g |
| 維生素A效力 | 355 RE |
| 維生素C | 21 mg |
| 鉀 | 90 mg |
| 鈣 | 5 mg |
| 鐵 | 0.1 mg |
| （以愛文芒果為例） | |

# 蘋果

【性味】味甘而酸，性平。

【功用】

1 健脾開胃、生津止渴，清暑熱，除心煩。

2 因含鞣酸、有機酸的收歛作用，能治腹瀉。所含蘋果酸可刺激胃液分泌，幫助消化。

3 若空腹吃，其纖維具有通便的效果。

4 蘋果中所含的膳食纖維及果膠，有益於腸道健康。

5 蘋果含有大腦所必需的營養素，故又稱「智慧果」。

6 實驗顯示能降低膽固醇。

7 可增加膽汁分泌，避免膽結石的形成。

8 高血壓患者的輔助良果。

9 果糖含量高，營養價值高。

文獻記載：「多食令人臚脹」，臚脹即腹脹。

【禁忌】

【選購】果面無黑斑，臍部寬大成熟，有硬度感，用食指彈之發生清脆聲響者為宜。

降血壓的
好水果

| 每100g所含營養成分 | |
|---|---|
| 熱量 | 46 kcal |
| 水分 | 87 g |
| 碳水化合物 | 12.1 g |
| 維生素A效力 | 4.2 RE |
| 維生素C | 2 mg |
| 鉀 | 110 mg |
| 鈣 | 5 mg |
| 鐵 | 0.2 mg |

# 鳳梨（菠蘿）

【性味】味甘微酸而澀，性平。

【功用】

1 健胃消食，含蛋白酶，可幫助人體對蛋白質食物的消化與吸收。

2 解暑除煩、生津止渴。

【禁忌】

1 含生物貳會刺激口腔黏膜，使口腔發癢。

2 由於菠蘿蛋白酶能溶解纖維蛋白和酪蛋白，故患消化道潰瘍、嚴重肝或腎疾病或血液凝固功能不全者，應少食或不食，以避免病情加重，正常食用者也應注意勿空腹暴食。

【選購】

1 應挑基部有一半成金黃色暈，尾段尚呈淺綠色的果粒，並有沉重感、鱗目突顯、色澤醒目者為宜。產季末，則挑基部有1/3金黃色暈者即可，太熟會有酒餿味。

2 鳳梨最好選擇有葉苗，這樣可以保持較長的鮮度。新鮮而成熟的菠蘿，綠色中帶橙黃，突起的「菠蘿釘」沒有磨損跡象，濃郁的香氣會由果柄揮發出來。

**肝病患者不宜食用**

| 每 100 g 所含營養成分 | |
| --- | --- |
| 熱量 | 46 kcal |
| 水分 | 87 g |
| 碳水化合物 | 11.6 g |
| 維生素A效力 | 5.1 RE |
| 維生素C | 9 mg |
| 鉀 | 40 mg |
| 鈣 | 18 mg |
| 鐵 | 0.2 mg |

# 番石榴（芭樂）

**便祕者
不宜多食**

| 每100g所含營養成分 | |
| --- | --- |
| 熱量 | 38 kcal |
| 水分 | 89 g |
| 碳水化合物 | 9.7 g |
| 維生素A效力 | 15 RE |
| 維生素C | 81 mg |
| 鉀 | 150 mg |
| 鈣 | 4 mg |
| 鐵 | 0.1 mg |

【性味】味甘澀，性平。

【功用】

❶番石榴含鹼性澀味，能降低胃酸、止腹瀉。

❷含鉀，能預防高血壓。

【禁忌】
經常便祕者不宜多食。

【選購】
有重量感，果皮翠綠或白綠富含光澤者較好吃，表皮粗糙或深綠色者較差。

最佳的
減肥水果

# 蓮霧

【性味】味甘澀,性平。

【功用】

❶ 性平,熱量低,又可滿足口腹之慾,可當減肥水果。

❷ 甜度低,糖尿病患者可食。

❸ 含葉酸,可改善貧血。

❹ 利尿。

【禁忌】

有利尿的作用,故頻尿者不宜多食。

【選購】

果實飽滿端正,果臍展開越大者越成熟。果色暗紅,紅的發黑者,較甜較好吃。果皮須無碰觸,有碰觸者要先吃,因其無法久放。

| 每100g所含營養成分 | |
| --- | --- |
| 熱量 | 34 kcal |
| 水分 | 91 g |
| 碳水化合物 | 8.6 g |
| 維生素A效力 | 0 RE |
| 維生素C | 17 mg |
| 鉀 | 70 mg |
| 鈣 | 4 mg |
| 鐵 | 0.1 mg |

# 酪梨

【性味】味甘淡，性平偏溫。

【功用】

1 含油脂，可通便。

2 不甜，熱量適中，糖尿病患者可食。

3 含植物性蛋白質，能刺激荷爾蒙分泌，可作為女性的滋補物。

【禁忌】

因含油脂，腹瀉及膽囊切除者不宜食用。

【選購】

紫色外皮者適合打汁飲用，成熟後呈紫黑色。綠皮者適合生食，成熟後呈黃綠色。挑選果粒大、外型飽滿、果皮光亮，且具重量感者較好。

易腹瀉者
禁食

| 每100g所含營養成分 | |
| --- | --- |
| 熱量 | 58 kcal |
| 水分 | 84 g |
| 碳水化合物 | 13.5 g |
| 維生素A效力 | 64.2 RE |
| 維生素C | 12 mg |
| 鉀 | 190 mg |
| 鈣 | 8 mg |
| 鐵 | 0.4 mg |

# 木瓜

【性味】味甘微寒、性平。

【功用】

**1** 助消化。

**2** 消暑解渴。

**3** 潤肺止咳，對感冒咳嗽、氣喘性咳嗽及肺燥咳嗽有幫助。

【禁忌】

腸胃虛寒，經常腹瀉者不宜多食。

【選購】

長橢圓形，尾端呈黃色，果柄外呈綠色中帶黃色，果皮光滑潔淨、沒有壓壞腐爛、果蒂新鮮、氣味芳香，有重量感為佳。

止咳良方

| 每100g所含營養成分 | |
| --- | --- |
| 熱量 | 52 kcal |
| 水分 | 85 g |
| 碳水化合物 | 13.4 g |
| 維生素A效力 | 40.7 RE |
| 維生素C | 74 mg |
| 鉀 | 220 mg |
| 鈣 | 18 mg |
| 鐵 | 0.2 mg |

不宜與牛奶同食

# 金橘（金桔、金棗、金柑）

| 每100g所含營養成分 | |
| --- | --- |
| 熱量 | 50 kcal |
| 水分 | 86 g |
| 碳水化合物 | 12.7 g |
| 維生素A效力 | 100.6 RE |
| 維生素C | 39 mg |
| 鉀 | 100 mg |
| 鈣 | 38 mg |
| 鐵 | 0.3 mg |

【性味】味甘酸、性平。

【功用】

❶ 生津利咽，可滋潤喉嚨，改善口乾、咽痛。

❷ 潤肺、止咳、化痰，可改善咳嗽、痰多。

❸ 理氣、健胃整腸、幫助消化，可改善腸胃不適。

❹ 醒腦解酒，可改善酒醉口渴。

❺ 預防感冒，降低血脂。

【禁忌】

❶ 吃金橘前後半小時不宜喝牛奶，因金橘中的果酸會與牛奶中的蛋白質產生凝固的

現象，造成胃脹不適。

❷ 空腹不適合吃太多金橘，因為金橘所含的有機酸容易刺激胃壁黏膜。

❸ 金橘吃多了會造成色素沉澱而使皮膚變黃。

❹ 金橘要在成熟後才適合食用。也可加工成蜜餞、果醬食用。

【選購】

金橘形長，先端圓基部略尖，表皮完整而硬實，聞起來有香氣味，未成熟時呈深綠色，成熟後呈金黃色。

# 百香果

【性味】味甘酸，性平。

【功用】

1 生津潤燥，改善皮膚乾燥及口角炎。

2 清腸開胃，除油膩、幫助消化。

3 安神補血。

4 改善便祕。

【禁忌】

1 因其味酸，胃酸過多者不宜多吃。

2 含鉀高，腎功能異常及尿毒病患不宜食用。

3 含β胡蘿蔔素，食用過量，易使色素沉澱，造成皮膚變黃。

4 百香果不適合加水燉煮，因其遇熱會變味。

【選購】

百香果成熟時果皮呈紫紅色、果粒大、重量夠、果形飽滿，果皮光滑並稍具皺紋且有濃郁香氣者較好。

| 每100g所含營養成分 | |
| --- | --- |
| 熱量 | 66 kcal |
| 水分 | 84 g |
| 碳水化合物 | 10.7 g |
| 維生素A效力 | 161.7 RE |
| 維生素C | 32 mg |
| 鉀 | 200 mg |
| 鈣 | 5 mg |
| 鐵 | 0.7 mg |

# 對 症 果 療 法

本章詳解各種疾病起因和症狀分析，提供自行預防護理和日常保健術，並且配有水果對症食療，步驟簡單容易實踐的果汁、粥品、茶湯和各式菜餚……，邁向健康之路絕對可以持之以恆！

# 感冒咳嗽

**SYMPTOM**

**1**

# 感冒

【中醫病名】感冒，傷風，時行感冒

【西醫病名】急性鼻咽炎，流行性感冒，上呼吸道感染

【適合吃的水果】木瓜、芒果、檸檬、芭樂、橘子、柳橙、葡萄柚、番茄、甘蔗

病因

感冒是一種相當常見的疾病，平均每人一年會感冒1～3次，主要由濾過性病毒所引起，可經由空氣或飛沫傳染，已感冒的患者會藉由飛沫傳播感冒病毒，主要經由呼吸道傳染。

一般感冒的症狀有：流鼻水、打噴嚏、咳嗽、喉嚨痛、頭痛、發燒、畏寒、筋骨酸痛、全身無力等症。較容易發生在兒童與抵抗力差的成年人、年長或罹患慢性心肺疾病的人身上，而且一旦感冒，會容易有併發症的出現，如肺炎、支氣管炎、心肌炎等。

## 感冒症狀及適合食用水果一覽表

| 分類 | 症狀 | 適合的水果 |
|---|---|---|
| 風寒感冒 | 鼻涕清、咳嗽痰白、痰質稀、頭痛、筋骨酸痛，但喉嚨卻不痛等症狀 | 木瓜、芒果檸檬、芭樂 |
| 風熱感冒 | 鼻涕黃稠、咳嗽痰黃、痰質稠、喉嚨痛、口乾及身體發熱等症狀 | 蕃茄、甘蔗 |
| 感冒伴隨有咳嗽 | 若感冒伴隨有咳嗽，則可參見P108〈咳嗽〉 | 咳痰：橘子<br>乾咳：香蕉、鳳梨、桑椹<br>熱咳：枇杷、甘蔗、山竹<br>寒咳：柳橙 |

**症狀分類**

中醫認為感冒是一種外邪入侵，將之主要分為「風寒外感」和「風熱外感」兩大類，這兩種證型的感冒症狀不一樣，一種偏寒，一種偏熱。必須注意的

感冒一般會在數天內痊癒，假如出現高燒不退、咳嗽嚴重不癒，或出現呼吸喘促的現象，則必須小心，應儘速就醫以免延誤診治。

是這些適合感冒時食用的水果，並非具有直接治療的功效，不過可以緩解症狀，使身體舒服些。

## 飲食注意事項

1. 可服用維他命C，緩和咳嗽、打噴嚏等症狀。

2. 喝熱雞湯，有助於鼻腔黏液的流動，可加強體內抗病力。

3. 多喝水，補充感冒時所流失的重要體液。

4. 感冒時不宜吃油膩烤炸的食物，以免加重腸胃負擔。

5. 風寒型感冒不宜吃寒涼性食物，如白菜、絲瓜、冬瓜、西瓜、甜瓜等。

6. 風熱型感冒不宜吃溫熱性食物，如咖哩、辣椒、大蒜、荔枝、龍眼、榴槤等。

7. 感冒宜吃富含維生素A的水果，如木瓜、芒果；維生素C，如檸檬、芭樂、橘子、柳橙；生物類黃酮素，如芭樂、葡萄柚、橘子、柳橙、檸檬、番茄。

## 日常保健

1. 加強鍛鍊，適當進行室外活動，以利增強體質，提高抗病能力。

2. 注意防寒保暖，在氣候冷熱變化時，及時增減衣被，避免淋雨受涼及過度疲勞。

3 在感冒流行季節，少去公共場所活動，防止交叉感染。

4 醋熏蒸法：室內消毒，在每立方米空間裡，準備食用醋5～10毫升，加水1～2倍稀釋後，加熱蒸熏2小時，每日或隔日1次，作為感冒流行季節預防之用。

5 保持樂觀的心情，可促進免疫系統的活力。

6 多休息，保留復原的體力，也可避免一些併發症，減少每天的活動，避免過度勞累。

7 勿抽菸，抽菸會干擾抗感染的纖毛活動，因此感冒時不要抽菸。

8 以鹽水漱口，可緩解不適。

9 洗熱水澡，讓身體微量出汗。

10 以棉花在鼻子周圍塗些凡士林，以潤滑過度擤鼻的疼痛感。

11 若發燒高達38度半以上或小孩發燒，應盡速就醫。

12 任何劇痛都應就診，如：耳痛、扁桃腺腫、鼻竇痛、肺痛或胸痛。

13 吞嚥極度困難或食慾不振時應就醫。

14 氣喘或呼吸短促時應就診。

多吃富含維生素C的水果可以預防感冒，但一旦感冒了，多吃維生素C並沒有直接治療的效果，不過對於症狀的緩解是有幫助的。

## Recipe 2

### － 番茄多多 －

**食材**

聖女番茄 .......................... 10 顆
養樂多 .......................... 1 瓶

**作法**

1 番茄洗淨，加入養樂多及約 100ml 白開水，打成汁。亦可加入少許梅子粉。
2 過濾去渣飲用。
3 一天飲用 1～2 次。

**功效**

1 適合感冒口乾喜飲者。
2 有輕微的感冒症狀時可以飲用。

## Recipe 1

### － 橘子湯 －

**食材**

橘子 .......................... 1 顆
檸檬汁 .......................... 3ml
白糖 .......................... 1 匙 (約 10 克)

**作法**

1 橘子剝開一片片，橘子皮洗淨後剝成小片狀，橘子皮內及橘子上的白絲不要去除。
2 加入 500ml 的水煮 10 分鐘。
3 加入檸檬汁及白糖即可飲用。

**功效**

1 適合風熱感冒、咳嗽有痰及喉嚨乾乾的有一點痛時服飲。
2 不適合風寒感冒，風寒感冒症狀為鼻涕清、咳嗽痰清、口不乾畏寒、筋骨酸痛。
3 不適合咳嗽無痰者。

## Recipe 4

# － 檸檬薑湯 －

**食材**

檸檬 ........................... 半顆
生薑 ........................... 5 片
黑糖 ........................... 適量

**作法**

1 檸檬切片，加入生薑及白開水 300ml，
　煮 10 分鐘，加入黑糖調味即可飲用。
2 若溫熱飲用，效果更好。

**功效**

1 適合風寒感冒飲用，喝完出汗功效較
　佳。
2 感冒汗不出、筋骨酸痛、怕冷者皆可飲
　之。

## Recipe 3

# － 奇異果檸檬汁 －

**食材**

奇異果 ........................... 2 顆
檸檬 ........................... 1/2 顆
柳橙 ........................... 1 顆
果糖 ........................... 少量
白開水 ........................... 300ml

**作法**

1 奇異果洗淨，去皮後，果肉切成小塊。
2 檸檬和柳橙洗淨後，對切取籽，榨出果
　汁備用。
3 將奇異果塊、檸檬汁、柳橙汁、果糖、
　300ml 白開水放入果汁機中，攪打均
　勻，即可飲用。

**功效**

1 富含維生素 C，可消除疲勞，預防感冒。
2 一旦感冒，屬風熱感冒者可飲用，對於
　口乾、咽喉不適、口破等症狀有幫助。

# – 木瓜胡蘿蔔汁 –

**食材**

木瓜 .............................. 半顆

胡蘿蔔 ........................... 1/2 條

蘋果 .............................. 1/2 顆

蜂蜜 .............................. 適量

白開水 ........................... 300ml

**作法**

1 木瓜、蘋果清洗乾淨後去皮去籽，切小
塊。

2 胡蘿蔔削皮切小塊。

3 將上述食材及蜂蜜、白開水放入果汁機
中攪打均勻，即可飲用。

**功效**

1 含豐富維生素C及胡蘿蔔素可提高抗病
力。

2 風寒、風熱感冒者皆適合飲用。

# 咳嗽

【中醫病名】咳嗽

【西醫病名】急性鼻咽炎，急、慢性支氣管炎，支氣管擴張症，肺氣腫，慢性氣道阻塞

【適合吃的水果】柳橙、梅子、枇杷、梨子、香蕉、草莓、桑椹、鳳梨、甘蔗、山竹、木瓜、橘子、柿子

**病因**

　　大多數的人在罹患感冒時，才會出現咳嗽症狀，但因人而異，其症狀又可再區分為咳嗽有痰或無痰兩種。此外，有些人長期久咳不癒，一咳就是好幾個月或是幾年，屬於慢性咳嗽，西醫一般診斷為慢性支氣管炎、肺氣腫或支氣管擴張症。

　　還有一種咳嗽是患者本身的氣管較敏感所引起，患者平日偶爾會咳個幾

聲，感覺喉嚨不太舒服，喜歡清一清喉嚨，這種咳嗽不會咳得很明顯。也有些人是因為鼻子過敏、鼻涕倒流，刺激到咽喉而引起咳嗽。

由此可知，咳嗽並不如想像中的單純，依症狀可分為好幾種，治療方法當然也不盡相同。咳嗽也常難以痊癒，才有「醫生怕治咳」這句俗話。

## 咳嗽症狀及適合食用水果一覽表

| 分類 | 症狀 | 適合的水果 |
|------|------|------------|
| 咳痰 | 咳嗽時伴隨有痰的產生，嘴巴乾燥，略帶火氣 | 橘子 |
| 熱咳 | 感冒時咳嗽劇烈，常會造成喉嚨痛 | 枇杷、甘蔗、山竹 |
| 乾咳 | 咳嗽的時候無痰 | 香蕉、鳳梨、桑椹 |
| 寒咳 | 感冒咳嗽，痰成白色，痰稀或略帶些黏稠感，口不乾 | 柳橙 |
| 久咳 | 長期咳嗽不癒，連續好幾個星期，此種咳嗽已無其他的感冒症狀 | 草莓、梨子、梅子 |
| 肺結核 | 咳嗽無痰或痰量不多，有時會咳血，且長期久咳不適 | 柿子、桑椹 |
| 氣喘性咳嗽 | 有氣喘病史，氣喘發作時伴隨有咳嗽的症狀 | 木瓜 |

**症狀分類**

由於每個人的咳嗽症狀不盡相同，有寒咳、熱、乾咳、久咳等。因此每一種咳嗽所適合的水果就有所區別。食用適當的水果，會適時緩解咳嗽症狀。

茲將各種咳嗽的症狀與適合的水果整理如下，以供讀者做參考：

## 飲食注意事項

1. 在飲食上宜清淡，忌食油膩、辛辣、燥熱（如辣椒、胡椒、酒、羊肉）等刺激性食物和油炸、燒烤食物及冰品和寒涼性食物也要避免過量。

2. 不適合吃太甜的東西，因為易生痰。

3. 若有感染症狀時，應禁食薑母鴨、羊肉爐、當歸、人參、黨參、黃耆等補品。只有在身體虛弱時，才可服用補品。

4. 若有黃痰、咽喉腫痛，屬熱症時，應禁食用辛辣、油炸、咖啡、濃茶、荔枝、龍眼、榴槤等熱性食物，而白蘿蔔、瓜類、楊桃、梨子、枇杷等涼性食物可適量食用。

5. 若有痰稀白色、咽喉癢，屬寒症時，涼性食物及冰品不宜食用，可食較平性的水果（如柳丁、蘋果），亦可以用老薑和黑糖或用生蔥和淡豆豉一同煮水來喝，並到被窩裡微微發點汗，有助病情。

## 日常保健

1. 平時即應鍛鍊身體，增強體質，有利於提高抵抗力。

2. 須戒菸，並改善生活環境的品質，若空氣品質不佳，最好戴上口罩，或盡量少出門。

3. 平時也應注意氣候變化，預防感冒。

4 若咽喉乾燥、痰少不易咳出時，應多喝溫熱開水，喝水時宜先含在口中，再慢慢吞下，如此潤喉化痰的效果較好，而且不會造成容易腹脹、頻尿等副作用。

5 若鼻子較敏感者，除避免刺激性食物外，宜注意鼻子的保暖，並加強鼻子穴道的按摩（如迎香穴：鼻翼兩旁）

6 若心臟引起的咳嗽，應遵從醫師的指示按時服藥，宜多休息，並避免過度運動。天氣變化大時，應避免出門，以防止病情惡化。

7 不要忽略咳嗽的症狀，若有不明咳嗽發生時，應即時就醫，詳細檢查，找出病因。切勿胡亂吃藥，以免發生意外。

## Recipe 2

## － 冰糖香蕉 －

**食材**

香蕉 .................................... 2根
冰糖 .................................... 少許

**作法**

1 將香蕉去皮，加入少量的水及適量的冰糖，隔水蒸煮20分鐘。
2 一次吃1根，一天最多可吃2根。

**功效**

1 治乾咳，咳嗽時無痰，且喉嚨乾乾的症狀。
2 加熱後的香蕉可以改善腹瀉。

**注意**

骨折、筋骨扭傷者不宜食用香蕉。原因參見P.56〈香蕉小百科〉。

## Recipe 1

## － 冰糖梨子飲 －

**食材**

梨子 .......... 1～2顆　　冰糖 .......... 少許
川貝母 .......... 10克（可於中藥店購買）

**作法**

1 將梨子洗淨，連皮切開去子後，再切成小塊。
2 之後在鍋中加入約為梨子量2倍的水，並將川貝母和冰糖放入，用小火燉20分鐘。（亦可用電鍋蒸煮）
3 飲湯食梨。

**功效**

治久咳不癒，已無其他感冒的症狀，咳嗽時痰量多半不多。

**注意**

由於梨子性涼，因此風寒所引起的咳嗽，不宜食用梨子。

## Recipe 4

## － 川貝枇杷膏 －

**食材及作法**

直接購買市售現成的枇杷膏即可，無須費事自己動手做。

**功效**

咳嗽、熱咳、有痰（痰多或少皆可），因咳嗽所造成的喉嚨疼痛、口乾、劇烈咳嗽等症狀，均可食用川貝枇杷膏來改善。

**注意**

咳嗽時痰稀如水，喉嚨不痛，口不乾，則屬寒咳，不適合吃枇杷膏。

## Recipe 3

## － 冰糖桑椹膏 －

**食材**

新鮮桑椹 .......................... 100 克
冰糖（或麥芽糖）.......... 100 克

**作法**

1 將桑椹洗淨搗爛後不加水，放入冰糖，以小火慢燉，一直燉到成膏狀為止。
2 待涼後，分裝至瓶中，並放入冰箱內保鮮。
3 每次倒出少量的桑椹膏，加適量白開水攪拌稀釋後飲用。
4 亦可直接買市售現成的桑椹膏。

**功效**

1 治乾咳、痰量少或根本無痰。
2 病後身體虛弱、頭暈，沒有體力者適合飲用。
3 腰膝酸痛者飲之，可改善症狀。
4 能改善老年人的便祕，將上述食材冰糖改為蜂蜜效果會更好。
5 年輕人的早發性白髮，飲之可改善。

# – 橘子生菜沙拉 –

**食材**

橘子 ............ 1顆
紫高麗菜 ........... 1/4顆
苜蓿芽 ........... 適量
甜椒 ........... 1顆
葡萄乾 ...... 約10顆

**調味料**

橄欖油 ........... 30cc
梅子醋 ........... 2匙
胡椒粉 ........... 少許
鹽 ........... 半小匙

**作法**

1 將紫高麗菜、苜蓿芽、甜椒洗淨，瀝乾水分後切成絲狀。橘子剝去外皮，並剝成一片片橘瓣，同時把外層薄膜及籽去掉。
2 將上述調味料調勻待用。
3 將上述食材放入碗中，均勻地淋上調味料，最後灑上葡萄乾即可。

**功效**

1 改善咳嗽、痰多、痰色黃、口乾。此即所謂的熱咳。
2 口渴煩熱、食慾不好、胃口差、吃不下飯的人，可以吃這道沙拉來增進食慾，並藉此吸收豐富的維生素與纖維質。

**注意**

吃橘子時禁止與白蘿蔔或牛奶一同進食。原因參見P.61〈橘子小百科〉。

# – 川貝梨子湯 –

**食材**

川貝母或浙貝母 ............ 6克
百合 ............ 15克
荸薺 ............ 3顆
冰糖 ............ 少許
梨子 ............ 1顆

**作法**

將上述食材放入電鍋中加500ml的水蒸熟，即可飲湯食料。

**功效**

用於痰熱型慢性支氣管炎、慢性咳嗽、痰多、痰色黃。

# 咽痛、聲音沙啞

【中醫病名】喉瘖、失音

【西醫病名】急、慢性喉炎，急、慢性聲帶炎，聲帶結節，聲帶息肉

【適合吃的水果】梨子、楊桃、香蕉、葡萄、芒果、梅子、草莓、金橘

**病因**

引起咽痛或聲音沙啞的原因不勝枚舉，舉凡感冒、大聲喊叫、咳嗽、抽菸、長時間說話或唱歌等。一般而言，感冒或大聲喊叫所引起的喉嚨痛、聲音沙啞，只要多休息，很快就能恢復昔日的聲音，但因工作需要而必須長時間說話的人，如老師、歌手、推銷員、客服人員等職業，聲帶在長期過度的使用下，往往會造成聲音沙啞，即便康復了，也時常反覆發作，令人不勝其擾。

很難緩和的聲音沙啞可能是慢性咽頭炎、慢性喉頭炎、聲帶結節、聲帶息肉、聲帶炎等。如果聲音沙啞持續3週以上仍不痊癒的話，則必須接受耳鼻喉科醫師的診察，診視是否為其他疾病。

## 咽痛、聲音沙啞症狀及適合食用水果一覽表

| 分類 | 症狀 | 適合的水果 |
|---|---|---|
| 感冒引起的喉嚨痛 | 喉嚨痛、聲音沙啞，這時會伴隨其他的感冒症狀，如咳嗽、流鼻涕、頭痛、筋骨酸痛等症狀 | |
| 肺燥津少型 | 聲音沙啞、喉頭乾燥、口乾喜飲水、容易咳嗆等 | 梨子、楊桃、香蕉、葡萄、芒果、梅子、草莓、金橘 |
| 肺腎陰虛型 | 除了肺燥津少型的症狀外，還會有晚上睡不好有煩躁感，手心和足心感到熱熱的，以及腰膝酸軟，耳鳴等症狀 | |

中醫在這方面認為咽痛、聲音沙啞與下列原因有關：外感（感冒）時有可能會引起喉嚨痛、聲音沙啞，這時會伴隨其他的感冒症狀，如咳嗽、流鼻涕、頭痛、筋骨酸痛等。治療上只要治療感冒，當感冒好了，喉嚨痛、聲音沙啞也會隨之改善。若不是感冒引起，中醫則主要分成肺燥津少型和肺腎陰虛型兩種症型。

## 飲食注意事項

**1** 聲音沙啞可多吃富含維他命C的食物，如甘藍菜、蘆筍、青椒、包心菜等蔬菜。

**2** 少吃辛辣物（辣椒、大蒜、蔥、沙茶醬）、燥熱物（茴香、韭菜、肉桂）、刺激性食物（醃製品、咖啡、咖哩）。

## 日常保健

**1** 少說話，讓喉嚨休息。

**2** 宜放鬆心情，不要太過緊張，以避免喉嚨處於緊繃的狀態。

**3** 以鹽水或其他溶液清洗喉嚨，如洋甘菊茶、檸檬汁，可改善症狀。

**4** 增加室內的濕度，可在屋內放一杯水，才不會因嘴巴吸入乾燥空氣，造成疼痛。

**5** 解決鼻塞的問題，減低喉嚨痛的問題。

**6** 多喝白開水。

**7** 更換牙刷，以免舊牙刷上的細菌侵入。若生病了，復原時應該再換一次牙刷，以免被感染。

**8** 睡前1～2小時內不要吃東西，睡覺時將頭部墊高，可防止胃酸逆流，傷害喉嚨。

Recipe 2

## － 葡萄甘蔗汁 －

**食材**

純葡萄汁 ......................... 200cc

純甘蔗汁 ......................... 200cc

**作法**

將兩種果汁混合後，加入溫開水飲用，每天分數次喝。

**功效**

治聲音嘶啞。

Recipe 1

## － 梨子汁 －

**食材**

梨子 ............................. 2～3顆

**作法**

1 梨子去皮去籽切塊，加100ml冰開水打成汁，即可飲用。

2 緩緩吞嚥，效果較好。

**功效**

1 治咽喉乾燥疼痛。

2 治聲音嘶啞。

Recipe 4

## － 蜂蜜酸梅湯 －

**食材及作法**

1 梅子以糖水浸漬 7 ～ 10 天，每次取梅子
  5 顆及少許梅子汁。
2 將梅子、梅子汁與 500cc 的水一同煮沸
  後，加蜂蜜飲用。

**功效**

1 止口渴，顧咽喉。
2 改善非感冒所引起的久咳不癒。
3 改善非腸炎所引起的拉肚子。

**注意**

冰涼後飲用，止口渴的效果更佳。

Recipe 3

## － 芒果 －

**食材**

新鮮芒果 ..................... 1 ～ 2 顆

**作法**

1 新鮮芒果洗淨後去皮食用。
2 每天吃 1 ～ 2 顆。

**功效**

1 止口渴、生津止渴。
2 改善咽喉乾燥。
3 改善消化不良，小兒腹脹體瘦。

**注意**

芒果帶有濕毒，若本身為易過敏或有皮膚
病者，不宜食用，以免加重病情。

# 腸胃不適

# 食慾不振、消化不良

【中醫病名】痞滿

【西醫病名】胃功能障礙，消化不良及其他胃功能性障礙

【適合吃的水果】奇異果、橘子、鳳梨、蘋果、番茄、葡萄、柚子、檸檬、梅子、枇杷、草莓、百香果、木瓜、金橘

## 病因

食慾不振大多數發生於夏令時節，起因為天氣過於酷熱。少部分人則由於心情不好，如工作不如意、與親友爭吵，或是在意學業成績等，心情不好反應到生理表現上，引發消化系統的不正常，使得食慾降低。而生病時更容易食不下嚥，一看到食物就覺得異常反胃。

當然如果本身消化系統有問題，如胃炎、消化性潰瘍或便祕等，更是容易誘發食慾與消化的困擾，其他疾病如感冒、感染、發燒、肝炎、腎臟病等，也可能伴隨食慾下降的情形。若是腸胃原本就不好的人，則容易有消化不良的症

## 食慾不振及消化不良適合食用水果一覽表

| 分類 | 體質 | 症狀 | 適合的水果 |
|------|------|------|-----------|
| 脾虛證 | 腸胃原本就不好的人 | 消化不良、不思飲食、倦怠、腹脹、大便軟溏 | 奇異果、百香果、橘子、鳳梨、蘋果、番茄、葡萄、柚子、檸檬、梅子、枇杷、草莓、木瓜、金橘 |
| 肝鬱證 | 情志不暢的人 | 時常心情不好，壓力大，情緒因素會引響飲食狀況，造成食慾下降，消化不良 | |

狀。基本表現為吃完東西後，因其不易消化吸收，需要較久的時間才會消化，導致肚子容易脹氣。若有喘促的現象，則必須小心，以免延誤診治。

### 症狀分類

中醫在這方面則認為脾胃與消化功能有關，脾胃氣弱則會讓我們的消化能力降低，所以會有消化不良、胃口不佳、倦怠、腹脹、大便軟溏等症狀。

## 飲食注意事項

1. 避免吃難消化的食物，如糯米類製品（粽子、湯圓）、烤、炸、油膩、調味重的食品。

## 日常保健

1. 健康的人常因壓力、精神緊張或肉體疲勞而有食慾不振的情形，只要好好修養身心、放鬆心情就能有所改善。

2. 患有胃病或消化系統疾病的人所引起食慾不振、消化不良，必須積極治療原疾病，方可有所改善。

3. 飯後宜稍微散步走動，不宜馬上坐下或躺下。

4. 平時要有適度的運動，以免腸蠕動功能降低。亦可做腹部按摩，以順時針的方向按摩肚臍周圍即可。

Recipe 2

## – 蘿蔔排骨梅子湯 –

**食材**

白蘿蔔 .................................. 1條
排骨 ........................... 5～6小塊
梅子 .................................... 3顆
薑 ...................................... 3片

**作法**

1 清水約3000ml，加入白蘿蔔塊、排骨、薑及梅子，用文火慢燉30分鐘。
2 喝湯吃料。

**功效**

1 改善飲食積滯、脘腹作脹、消化不良。
2 改善腸胃消化功能。

**注意**

原本白蘿蔔性寒，故脾胃虛寒者（容易拉肚子、消化不良）不宜食用。不過可搭配排骨和薑，會較不偏寒。

Recipe 1

## – 檸檬紅棗汁 –

**食材**

檸檬 .................................. 1顆
紅棗 ................................. 10顆
紅糖 .................................. 適量

**作法**

1 將檸檬榨汁備用。
2 5碗水加入紅棗大火煮滾後，轉文火續煮10分鐘，加入檸檬汁及紅糖即可。
3 飯前飲汁吃紅棗，分2次食用。

**功效**

1 改善脾胃虛弱、食慾不振。
2 養顏美容，能使氣色紅潤。

**注意**

紅棗，味甘性溫，能補中益氣、改善手腳冰冷的情形，但由於紅棗含糖量較高，較不適合糖尿病患者食用。

## – 番茄炒蛋 –

**食材**

大顆番茄1顆 .......................... 2顆

雞蛋 .......................................... 2顆

鹽 .......................................... 少許

**作法**

1 番茄切成小塊備用。

2 雞蛋去殼，打散。

3 油鍋燒熱後，加入蛋炒散，炒至七分熟時加入番茄，快炒後，加入少許的鹽即可。

**功效**

1 這是一道家常菜，相信很多人都曾煮過，吃來酸甜可口，很能增進食慾。

2 能降低膽固醇，故高血壓、冠心病患者經常食之很有裨益。

**注意**

購買番茄時，必須選擇外表熟透且全紅的，因為未熟的番茄含有生物鹼，若大量進食後，將會引發食物中毒，造成胃腸發炎、胃部灼熱感等症狀。

## – 鳳梨炒飯 –

**食材**

白飯 .......................................... 2碗

去皮及去心的鳳梨 ........ 1/4顆

雞蛋 .......................................... 2顆

紅蘿蔔 .................................... 1/4條

豬肉絲、玉米粒、油、鹽 ...... 各少許

**作法**

1 鳳梨切小塊，備用。

2 蛋去殼，打散後用少許油炒散，盛出備用。

3 油鍋燒熱，加入紅蘿蔔、豬肉絲及玉米粒略為拌炒，再倒入白飯，炒至均勻熟透後，加入備用的炒蛋，再次炒勻，最後加入鳳梨塊與少許鹽稍微拌炒一下，即可起鍋。

**功效**

美味爽口，可當正餐食用，以增進食慾。

# 呃逆（打嗝、氣上逆、噁心、反胃）

【中醫病名】呃逆，噦，嘔吐，吐涎

【西醫病名】橫膈肌痙攣，神經性嘔吐，胃炎，幽門痙攣或梗阻

【適合吃的水果】荔枝、枇杷、奇異果、柚子、梨子、蘋果、山竹

### 病因

通常打嗝、氣上逆與進食的食物有關，若吃了太多澱粉類食物，便容易使胃酸上升而引起打嗝，進食速度過快，或本身腸胃不好者，如胃炎、消化性潰瘍、消化不良等症狀，也極易有這種現象；而暈車、暈船、孕婦懷孕時也易有噁心、反胃、嘔吐等反應。

有的是因為宿食滯留腸胃，有的則與情緒因素有關，常於精神刺激及緊張壓力大時誘發或加重。腸胃功能虛弱的人也容易有呃逆的現象，尤其是胃不好的人。若除了噁心、嘔吐之外，還出現劇烈腹痛或腹瀉，很有可能罹患急性腸胃炎或急性腸胃症，最好及早接受醫師的診斷及治療，以免延誤病情。

**呃逆及適合食用水果一覽表**

| 分類 | 證型 | 症狀 | 適合的水果 |
|------|------|------|------------|
| 實證 | 胃火上衝證 | 打嗝的聲音很響亮，口臭，煩渴喜冷飲，便祕 | 荔枝、枇杷、奇異果、柚子、梨子、蘋果、山竹 |
| 虛證 | 脾胃陽虛證 | 打嗝的聲音很低沉無力，氣不接續，不思飲食，面黃肌瘦，容易疲倦，手足易冰冷 | |

呃逆俗稱打嗝。中醫認為這與胃氣上逆、失於和降有關。證型則分為食滯不化、胃中痰火、肝胃不和、脾胃虛寒、胃陰不足等型。茲將比較重要的兩類證型列出作比較。

## 飲食注意事項

1. 飲食方面，對於脾胃素虛（消化力差，吃一點東西就飽了）患者，飲食不宜過多，可少量多餐，同時勿食生冷瓜果等物及誤服寒涼之藥。若胃中有熱者（平時食量大、吃很多），忌食肥甘厚膩、辛辣、香燥、煙酒等物及溫燥之藥。

2. 少吃澱粉類食物以免胃酸增多引起打嗝。

3. 減少乳糖攝取量。

4. 避免可能產生氣體的食物，如豆類、甘藍菜、綠花椰菜、甘藍菜芽、洋蔥、花菜、全麥麵粉、白蘿蔔、香蕉。

5. 纖維攝取應適度漸進，以免因快速增加纖維而引起的排氣不良。

## 日常保健

1. 起居有常，生活作息正常，避免吹風受寒。

2. 保持心情舒暢，避免精神刺激。

3. 進食速度不宜過快。

4. 吃飯時不說話，可避免打嗝。

## Recipe 2

## － 枇杷炒瘦肉 －

**食材**

鮮枇杷 .............................. 5～6顆
瘦豬肉 .............................. 150g
鹽、醬油、油 .................... 少許

**作法**

1 將瘦豬肉切絲、鮮枇杷去皮、去籽備用。
2 豬肉先油炸至白色後撈出，再將油鍋燒熱，放入豬肉略炒，加入少許的鹽、醬油調味，起鍋前1分鐘加入枇杷均勻地拌炒。
3 配飯進食。

**功效**

治口乾呃逆、食慾不振。

**注意**

枇杷具有治療咳嗽、清肺、治失聲等功效，但多食易生痰，因此咳嗽而痰稀者是禁食的。

## Recipe 1

## － 蜂蜜柚子汁 －

**食材**

柚子 .............................. 5～6顆
蜂蜜 .............................. 500g
冰糖 .............................. 100g
薑汁 .............................. 10ml

**作法**

1 將柚子去皮、籽後，打成汁備用。
2 柚子汁不加水用文火煎濃稠後，加入冰糖及薑汁同熬成膏狀，待放涼後加入蜂蜜拌均勻，最後裝瓶冷藏。
3 每次取1湯匙的量，加熱開水稀釋飲用，每日喝2次。
4 亦可直接購買市售的柚子茶稀釋後飲用。

**功效**

治妊娠噁心嘔吐。

**注意**

柚子因屬寒涼性水果，且具有致瀉的效果，因此腹瀉、腹痛、脾胃虛寒者不宜食用。

## Recipe 4

# − 丁香梨子 −

**食材**

梨子 ........................1顆

丁香 ........15粒（可至中藥店購買）

**作法**

將梨子挖空後塞入丁香，其外包裹上一層鋁箔紙，用水蒸煨熟，食用梨肉。

**功效**

改善反胃嘔吐。

**注意**

梨子性涼，過食易傷脾，因此脾虛不宜食用。不過煮過的梨子性就沒那麼涼了，再加入丁香，搭配起來可改善反胃嘔吐。

## Recipe 3

# − 奇異果生薑汁 −

**食材**

奇異果 ........................5顆

生薑 ........................少許

果糖 ........................少許

**作法**

1 將生薑榨取其汁，約2～3ml。

2 將奇異果去皮，放入果汁機中加入2倍的白開水、加入剛榨好的生薑汁及果糖打成汁即可。

**功效**

治反胃、嘔吐。

Recipe 5

# – 蘋果茶 –

**食材**

蘋果 ........................... 1～2 顆

**作法**

1 將蘋果削皮去子切丁後，加 500ml 水煮
　開後飲用其汁，亦可加少許糖調味。
2 亦可加入少許檸檬片飲用。

**功效**

對妊娠嘔吐有幫助。

# 腹瀉

【中醫病名】泄瀉

【西醫病名】急、慢性腸炎，激躁性結腸症，功能性腹瀉，腸功能障礙，大腸局部性腸炎，腸潰瘍

【適合吃的水果】蘋果、梅子、鳳梨、芭樂、釋迦、石榴

## 病因

可分為病理性或是生理性腹瀉兩種，其中又以生理性所引起的腹瀉較為常見，如飲食過量、喝太多冷飲等。只要各方面飲食稍加不留意，便易造成腸胃的不適而導致腹瀉，這種腹瀉只須在飲食上多加小心，即可避免再次發生。

另外，某些人一緊張就會想要上廁所，如學生遇到考試，或上班族工作壓力太大，或須上臺做簡報時，也都極易有腹瀉的情形產生。

如果情況再惡化，腸子變得相當敏感，一遇到刺激便想往廁所裡跑，一天可

以來回好幾趟，但前往醫院做診斷，甚至做了大腸鏡檢查，卻都沒有什麼特別的問題，而服用西藥雖然可以止瀉，但停藥之後卻又極易復發，反反覆覆下來，患者多半不堪其擾。這樣嚴重的情況，就可能是罹患大腸激躁症。

還有一種腹瀉要特別注意，當發作時伴隨著嘔吐、劇烈腹痛或發燒時，得趕緊前往醫院接受醫師的診察，判斷是否為急性腸胃炎或食物中毒，切勿輕忽了事，以免造成遺憾。

## 症狀分類

中醫將腹瀉分成許多證型，排除暴飲暴食或誤食不潔之物的病史後，腹瀉與中醫的脾是最有關係的，中醫的脾與消化能力是有關係的。中醫的脾並不等於西醫的脾臟，脾虛會導致腸胃虛弱、運化水穀的功能（指消化食物的功能）下降，導致腹瀉。若伴隨有情緒因素的，則是中醫的肝鬱現象，腹瀉會因情緒緊張或壓力大時誘發發作。

**腹瀉與適合的水果一覽表**

| 分類 | 體質 | 症狀 | 適合的水果 |
|------|------|------|------------|
| 脾虛證 | 腸胃原本就不好的人 | 腹瀉伴隨有消化不良、不思飲食、倦怠、腹脹 | 蘋果、梅子、鳳梨、芭樂、釋迦、石榴 |
| 肝鬱證 | 情志不暢的人 | 腹瀉會因情緒緊張或壓力大時誘發發作 | |

飲食注意事項

1 注意飲食衛生，勿食餿腐變質或不潔之物，以防損傷脾胃。

2 勿過食生冷，或肥甘厚膩、不好消化的食物，或酒食無度，使脾胃功能

失調。

3 飲用牛奶可能造成腹瀉，避免含有乳糖的食物。

4 小心使用藥品，以免帶來腹瀉的副作用。

5 避免飲用碳酸飲料。

## 日常保健

1 夏季或梅雨季節，勿多貪涼露宿、冒雨涉水、久臥濕地，以防濕邪入侵、脾陽受困。

2 注意情志因素，不要太緊張或壓力過大以免肝鬱乘脾。

3 腹瀉期間，注意要臥床休息，心情舒暢，切忌煩惱。

4 注意保暖，切勿受濕受涼，以免病情反覆或加重。

5 飲食清淡，勿食油膩之物、不易消化之物，或生冷瓜果等。也須避免一次進食大量的食物。

6 嚴重腹瀉時必須禁食，並且注意補充水分，以免脫水。

## Recipe 2

## － 山藥排骨梅子湯 －

**食材**

| | |
|---|---|
| 山藥 | 100g |
| 排骨 | 10小塊 |
| 梅子 | 3顆 |
| 紅棗 | 5顆 |
| 生薑 | 5片 |

**作法**

1 山藥去皮切塊。
2 山藥、排骨、梅子、生薑及紅棗加入適
　量的水，放入電鍋中慢燉。
3 食用湯料。

**功效**

1 改善脾胃虛弱、功能性腹瀉。
2 改善腸胃功能。

**注意**

同 P.76〈梅子小百科〉注意事項。

## Recipe 1

## － 蘋果泥 －

**食材**

| | |
|---|---|
| 蘋果 | 1顆 |

**作法**

1 蘋果削皮打成泥後，1次吃1顆，1天可食
　用1～2次。
2 蘋果泥亦可加市售優格一起食用。

**功效**

1 改善腹瀉、食慾不振。
2 蘋果泥加優格可緩解經前症候群。

**注意**

蘋果飯後吃可改善腹瀉，飯前吃則會軟
便。

## Recipe 4

## － 鳳梨汁 －

**食材**

鳳梨 ........................................ 1顆

**作法**

1 鳳梨削去外皮後切塊，打成汁。
2 1次取50cc，加溫開水稀釋飲用。
3 飯後飲用，每日2～3次。

**功效**

改善腹瀉、消化不良。

**注意**

鳳梨汁用冷開水沖服能改善高血壓、浮腫；
若加溫開水則可改善腹瀉。

## Recipe 3

## － 蘋果山藥沙拉 －

**食材**

蘋果 ........................................ 1顆
新鮮山藥 ................... 約10小塊
葡萄乾、美奶滋（或沙拉醬）.............. 各少許

**作法**

1 將蘋果切成塊狀。
2 將山藥洗淨、去皮切丁狀，放入熱水中
　汆燙5分鐘撈出瀝乾。
3 蘋果及山藥放入碗中拌勻，加入少許美
　乃滋（或沙拉醬），最後灑上葡萄乾即
　可。

**功效**

1 夏日食慾不振時可以食用。
2 腸胃功能欠佳，容易拉肚子的人適合食
　用。

**注意**

感冒、便祕、火氣大者不宜食用山藥，另
因山藥具有促進賀爾蒙分泌的功效，有婦
科腫瘤或攝護腺腫大者，也要避食山藥，
否則易使病情加重。

## Recipe 6

# − 蘋果粥 −

**食材**

蘋果 ............................ 1～2顆
白米 ............................ 1杯
油 ............................ 1匙
白糖 ............................ 少許

**作法**

1 將蘋果去皮、核，切成小塊備用。
2 油鍋燒熱，放入白米略微拌炒後，加入
　6杯水，待滾開後轉文火煮至粥狀。
3 放入蘋果再續煮3分鐘後，加入適量的
　白糖。
4 平日當點心食用。

**功效**

改善腹瀉、食慾不振。

## Recipe 5

# − 梅子汁 −

**食材**

梅子或烏梅 ............................ 10顆
（以醃漬好的梅子較為方便）

**作法**

1 直接取醃漬好的梅子或烏梅加入500ml
　水煮開，之後加白糖調味。
2 直接飲其汁、吃梅子。

**功效**

1 改善久瀉不癒、唾液少。
2 止口乾、口渴，能增唾液。

**注意**

食用完後，最好能立即刷牙、漱口，因梅
子為酸性，容易使牙齦腫脹、牙齒酸軟無
力，易造成牙病。

# 便祕

【中醫病名】便祕，大便難，脾約，大便燥結，腸結

【西醫病名】便祕

【適合吃的水果】香蕉、桑椹、桃子、西瓜籽仁、梨子、蘋果、甘蔗、火龍果、酪梨、百香果

**病因**

便祕可分為功能性及器質性便祕，其中又以功能性便祕較為常見。如果常因為偏食、飲水不足、環境改變或壓力而造成好幾天才排便一次，久而久之，便易形成習慣性便祕。其實，老人家也常有便祕的困擾，多半是由於年紀大、體質較差，或牙齒不好進食較不方便，使得營養失衡，進而引發便祕。除此之外，保持運動的習慣也是很重要的，不論年輕與否，只要缺乏運動就會使腸蠕動變差，造成排便不易，因此長期臥床或久坐的人，也較易罹患此症。

而器質性便祕則是因為大腸沾黏或有病變而阻塞腸道所引起的，這種便祕

**便祕症狀及適合的水果一覽表**

| 分類 | 體質 | 症狀 | 適合的水果 |
|------|------|------|------------|
| 實祕 | 身體壯實燥熱的人 | 大便硬、數日解便1次、口乾舌燥 | 香蕉、桑椹、桃子、西瓜仁、梨子、蘋果、甘蔗、火龍果、酪梨、百香果 |
| 虛祕 | 老年人、身體虛弱的人 | 雖有便意，但到廁所，卻努力許久也大不出來，大便或硬或軟 | |

症狀分類

中醫所談的便祕簡單可分成「實祕」和「虛祕」兩種。一般來說平時喜歡吃辛辣厚味、油炸食品的人，或者是身體壯實燥熱的人，腸胃容易積熱，導致

必須請醫師加以診治。

大便乾結不易出，這種情形即屬於實祕。而老年人的便祕常因氣血不足、陰津虧損，或腸道濕潤度不夠再加上身體較虛弱，導致雖有便意，但一進到廁所，卻努力許久也解不出來，這就是屬於虛祕，長期服軟便劑或瀉藥並無法根本解決問題，必須多方面調養才可獲得改善。

## 飲食注意事項

1 勿過食辛辣厚味，或飲酒無度。

2 宜多食清淡，如新鮮蔬菜等。

3 多吃含高纖維質的蔬菜和水果，例如：菠菜、地瓜葉、蒟蒻、香蕉等。

4 避免燒、烤、炸、辣、乾酪、巧克力、馬鈴薯等容易造成便祕的食物。

## 日常保健

1 養成每日固定時間排便的習慣。

2 早晨起床可喝1杯溫開水，以利排便。

3 多運動，每天至少走路30分鐘、至少飲用一千五百毫升以上的水，且少量多次。

4 便祕患者可在腹部以肚臍為中心，做順時針方向按摩。

5 情緒安定，戒憂思鬱怒，以免火氣太大。

6 虛祕患者，氣血虛弱，或年老，或產後，或虛羸已極（指身體已經很虛弱的狀態），排便時以採用坐式大便器為宜，勿使臨廁久蹲，或太用力大便。

7 經常性便祕患者，不應養成服藥通便的依賴性。應從多方面調治，如搭配全身的運動、腹部的按摩，隨時保持心情舒暢，多食蔬菜及潤腸之物，定時排便等，均有利便祕的改善。

## Recipe 2

### － 桑椹蜂蜜汁 －

**食材**

桑椹 ..................................... 10顆
蜂蜜 ..................................... 適量

**作法**

將新桑椹壓碎，加水煎煮20分鐘，放涼加
入蜂蜜即可飲用。

**功效**

1 改善便祕，病後身體虛弱、體力差者可
  飲之。
2 能改善年輕人早發白髮。

**注意**

未滿周歲的嬰兒，或本身對蜂製品有過敏
者，不建議食用蜂蜜。又糖尿病患者在食
用蜂蜜時宜適量，不應過分攝取，以免高
單位的糖分加重病情。

## Recipe 1

### － 桃子香蕉船 －

**食材**

甜桃 ..................................... 1顆
香蕉 ..................................... 2根
蜂蜜 ..................................... 少許
黑芝麻 ..................................... 少許

**作法**

1 桃子去子切成丁。
2 香蕉去皮，縱向以刀子劃開一道，不要
  切斷成兩半。
3 將桃子置入香蕉中間，上面灑少許黑芝
  麻及蜂蜜即可食用。

**功效**

改善便祕。

**注意**

香蕉和桃子雖然一性寒、一性溫，但皆為
可助排便的水果，兩者搭配食用，為便祕
患者之治病良方。

# – 甘蔗蜂蜜汁 –

**食材**

甘蔗汁 .......................... 150ml
蜂蜜 .............................. 30ml

---

**作法**

1 甘蔗汁加蜂蜜均勻混合。
2 每天早晚空腹飲用。

---

**功效**

改善便祕。

# – 西瓜籽蜂蜜 –

**食材**

西瓜籽 .......................... 15g
蜂蜜 .............................. 15g

---

**作法**

將西瓜籽搗攔，加500ml水，大火煮開後
轉成小火續煮30分鐘，放涼再加入蜂蜜攪
拌均勻即可飲用。

---

**功效**

改善便祕。

---

**注意**

西瓜籽能止渴、幫助消化，但西瓜過食易
導致胃寒腹痛，宜適量攝取。

# SYMPTOM 5 消化性潰瘍

【中醫病名】胃痛、胃脘痛、腹痛、吐酸、吞酸、嘈雜

【西醫病名】消化性潰瘍

【適合吃的水果】蘋果、木瓜、梨子

病因

消化性潰瘍依照發生部位可分為胃潰瘍及十二指腸潰瘍。因胃或十二指腸的黏膜受到胃酸的傷害而有剝落現象，大部分患者會有上腹部疼痛症狀，有些人會伴隨噁心嘔吐、食慾不振、胃脘燒灼感、饑餓痛、便祕或腹瀉等症狀。

消化性潰瘍嚴重者會有胃穿孔、胃出血的情形，若有解黑便的症狀，必須緊急就醫診治。造成消化性潰瘍的原因有很多，主要原因有：

1. 遺傳。

2. 氣候：好發於秋冬，冬春季節交替時。

情緒：好發於壓力大時。

4 飲食：刺激性、重口味的食物。

5 藥物：服用消炎、止痛藥。

6 感染幽門螺旋桿菌。

## 症狀分類

實驗顯示果膠對十二指腸潰瘍有幫助，而富含果膠的水果有蘋果、木瓜，若還伴隨著下述症狀，可以依表選擇適合的水果做搭配食用，茲整理如下：

## 消化性潰瘍症狀及適合食用水果一覽表

| 症狀 | 適合的水果 |
| --- | --- |
| 呃逆、噁心、反胃 | 荔枝、枇杷、奇異果、柚子、蘋果、山竹 |
| 食慾不振 | 奇異果、橘子、鳳梨、蘋果、番茄、葡萄、柚子、檸檬、梅子、枇杷、草莓、百香果、木瓜、金橘 |
| 腹瀉 | 蘋果、梅子、鳳梨、芭樂、釋迦、石榴 |
| 便祕 | 香蕉、桑椹、桃子、西瓜仁、梨子、蘋果、甘蔗、火龍果、酪梨、百香果 |

## 飲食注意事項

1. 吃飯要細嚼慢嚥，且心情要放鬆，飯後要略作休息再開始工作。

2. 吃飯要定時定量。

3. 少量多餐，除三餐外，並於上、下午及睡前各加1次點心。

4. 食用溫和飲食，即無刺激性、含低纖維質、易於消化，具有足夠營養的飲食。

5. 每餐進食中最好都含有蛋白質豐富的食物，如：魚類、瘦肉等，不要純吃澱粉類的食物。

6. 食物烹煮的方法應以蒸、煮、燉或製成糊泥狀較易消化，避免煎烤炸辣。

7. 實驗顯示果膠對十二指腸潰瘍有幫助，而富含果膠的水果有蘋果及木瓜。

## 避免食用的食品

1. 調味乳、煉乳等。

2. 煎蛋、滷蛋。

3. 未加工的豆類，如：黃豆、紅豆、綠豆、蠶豆等。

4. 過老或含筋的肉類，如：牛筋、蹄筋。

5. 糯米及其製品。

6 蔬菜類中纖維粗的蔬菜，如：竹筍、芹菜等。蔬菜的梗部、莖部和老葉。

7 辣椒、胡椒、蒜、咖哩、沙茶醬、芥茉等刺激性調味料。

8 甜點如甜餅乾、紅豆湯、綠豆湯、點心等。

9 肉汁如雞湯、濃排骨湯等。

10 油炸食物。

11 烤製食物如烤雞的皮。

12 濃茶、咖啡、酒等刺激性飲料。

13 核果類如炸腰果、核桃、花生等。

## 日常保健

1 避免熬夜、生活規律。

2 避免壓力及情緒緊張。

3 注意溫度變化、身體保暖。

4 避免抽菸、飲酒。

5 病情較重當臥床休息，防止一切精神刺激，並注意保暖，避免受寒著涼。

6 平時避免吃消炎或止痛類藥物。

7 對於合併嘔血或便血，應隨時注意出血量的多少及其顏色，特別是注意大便顏色的改變。

## Recipe 2

### – 青木瓜腰果汁 –

**食材**

| | |
|---|---|
| 青木瓜 | 半顆 |
| 腰果 | 5粒 |
| 白開水 | 300ml |

**作法**

1 青木瓜去皮去籽，切塊備用。
2 腰果先用水浸泡30分鐘使之軟化。
3 上述青木瓜、腰果，加入白開水打成汁。
4 有噁心、反胃、打嗝者可加生薑汁2cc。

**功效**

適合消化性潰瘍者食用。

## Recipe 1

### – 梨子銀耳蓮子湯 –

**食材**

| | |
|---|---|
| 梨子 | 1顆 |
| 白木耳 | 6克 |
| 蓮子 | 8顆 |
| 冰糖 | 適量 |

**作法**

1 梨子削皮去籽，白木耳用水泡開，切小塊。
2 蓮子用水泡軟。
3 將上述食材加入約2,000ml的水煮30分鐘（亦可用電鍋煮），再加入冰糖調味即可。

**功效**

胃陰虛型潰瘍適用，即潰瘍日久、消化差、無食慾、夜晚易上腹不舒服者，適合平時食用。

## － 木瓜牛奶 －

**食材**

木瓜 ................................ 半顆
鮮奶 ............................ 150cc
果糖 ............................... 30cc
白開水 ......................... 100cc

**作法**

1 木瓜洗淨後，削皮取籽，切成小塊。
2 將木瓜、鮮奶及果糖，加入白開水，打成汁即可飲用。
3 1天飲用1次。

**功效**

幫助消化、潤腸通便及保健腸胃，適合消化性潰瘍者飲用。

## － 蘋果優格汁 －

**食材**

蘋果 ................................ 1顆
原味優格 ...................... 100cc
蜂蜜 ............................... 30cc
白開水 ......................... 200cc

**作法**

1 蘋果洗淨，去皮去核，果肉切成小丁塊。
2 將蘋果丁、原味優格及蜂蜜加入白開水，打成汁即可飲用。

**功效**

1 促進腸胃蠕動、幫助消化及中和胃酸。
2 緩解經前症候群。

# 高血壓、心血管疾病

# SYMPTOM 1 高血壓

【中醫病名】眩暈，頭痛，心悸，怔忡，胸痺，喘證，水腫

【西醫病名】高血壓，自發性高血壓，續發性高血壓

【適合吃的水果】柿子、葡萄、桃子（桃仁）、西瓜、鳳梨、草莓、百香果、蘋果、梨子、橘子、奇異果、香蕉、番茄、棗子

## 病因

高血壓顧名思義為血壓數值較高，正常的血壓為收縮壓139mmHg以下，舒張壓在89mmHg以下；確定性高血壓為收縮壓在160mmHg以上，舒張壓在95mmHg以上。血壓會隨著不同的情況而產生變動，如剛運動完或情緒緊張時，都會讓血壓升高，因此此時所測量到的血壓值會超過正常值，但並不代表真的有高血壓。

一般最常見的高血壓為「本態性高血壓」，續發性高血壓較為少見。本態性高血壓與遺傳息息相關，而血管硬化為一重要因素，這類高血壓無法徹底根

治，只能長期依靠藥物來治療和控制；續發性高血壓則是因疾病而出現的伴隨性症狀，如腎臟疾病、甲狀腺機能亢進等都會使得血壓值升高，只要治療原本的疾病，高血壓就能得到改善。

高血壓若長期置之不理，易有併發症的產生，如眼底病變、心臟病變（心臟衰竭、心肌梗塞）、腎病變（腎功能不全、腎衰竭）等疾病，因此高血壓患者必須仔細接受醫師的診治，規律地量血壓及服藥。

**症狀分類**

傳統中醫並沒有「高血壓」這個病名，而是散見於眩暈、頭痛、心悸、怔忡、胸痺、喘證、水腫這些病症裡。

## 高血壓症狀及適合食用水果一覽表

| 分類 | 症狀 | 適合的水果 |
|------|------|-----------|
| 肝陽上亢 | 眩暈，耳鳴，頭痛且脹，每遇煩勞或惱怒加重，面潮紅，容易發脾氣，睡眠品質不好，容易做夢 | 柿子、葡萄、桃子（桃仁）、西瓜、鳳梨、草莓、百香果、蘋果、梨子、橘子、奇異果、香蕉、番茄、棗子 |
| 腎精不足 | 精神不佳，健忘，腰膝痠軟，耳鳴 | |
| 痰濕型 | 頭重重的，胸悶，噁心，食慾差，吃得少，喜眠 | |

**飲食注意事項**

1 少食肥膩之品，如豬腳、油炸食品等。少油、少鹽、少糖。

2 減少喝酒。喝酒和高血壓的關係極為密切。

3 平日可多攝取對高血壓有益處的食物，如：新鮮蔬果、五穀類食物等。

## 日常保健

1　避免精神刺激。

2　戒除抽菸等不良嗜好。

3　節制房事，避免過勞。

4　應定期檢查血壓，以利早發現、早治療，防止中風。

5　加強體育鍛鍊，做到持之以恆，以維持理想體重。

6　在發作期間，應密切注意有無神志（指神經系統及精神神智狀態）方面的症狀，如有口眼歪斜、手足無力、神智不清等症，若有則應考慮有發生中風的可能。

Recipe 2

# － 鳳梨汁 －

**食材**

新鮮鳳梨 ..................... 1顆

**作法**

1 鳳梨去皮、切塊，不加水，放入果汁機
　中打汁。

2 每次取用30ml，加冷開水飲用，每日
　可飲2～3次，飯後飲用。

**功效**

改善高血壓、浮腫。

**注意**

鳳梨汁加冷開水稀釋飲用，可改善高血
壓、浮腫；鳳梨汁加溫開水稀釋飲用，可
改善腹瀉、消化不良。

Recipe 1

# － 桃仁決明子茶 －

**食材**

桃仁 ..................... 10g

決明子 ..................... 15g

**作法**

桃仁、決明子加500ml的水煎煮20分
鐘，即可飲用。

**功效**

改善高血壓、頭痛。

**注意**

桃仁能抗凝血、潤腸通便。

# 冠心病、心肌梗塞

SYMPTOM 2

【中醫病名】心痛、厥心痛、真心痛、胸痹、胸痛

【西醫病名】冠心病（冠狀動脈性心臟病）、狹心症、心肌梗塞

【適合吃的水果】檸檬、棗子、草莓、奇異果

**病因**

提供心臟血液循環的動脈稱為冠狀動脈，冠狀動脈主要有3條，當其中的任何一條發生痙攣或變狹窄時，就會無法提供心肌細胞足夠的氧氣，這時就稱作冠心病（冠狀動脈性心臟病）；而心肌細胞因為供氧不足而受損甚至壞死，則稱為心肌梗塞。

早期輕微的冠心病並沒有明顯的症狀，僅少數人會有心絞痛、心律不整、頭暈、呼吸喘促、胸悶等症狀，因此時常會被忽略，一旦發作急性心肌梗塞時，會有較明顯的不舒服症狀，如急性胸痛、冒冷汗、胸痛上連下巴或左肩及左手臂內側。

由於急性心肌梗塞具有高度的危險性，患者有可能因為急性心臟缺氧而導致心臟跳動出了問題，嚴重者會突然死亡，所以要小心避免。因為心臟是身體的一個重要器官，心肌梗塞有其危險性，所以我們平時就必須留意其好發因子。

冠心病具有遺傳性，如父母罹患冠心病，子女患病機會也較高，高血壓、糖尿病患者也易得冠心病，高膽固醇飲食、愛吃高脂肪食物及肥胖者也必須多加注意，因罹患冠心病的機率較高。

## 症狀分類

中醫將冠心病歸納在胸痺、心痛、真心痛這個範圍，以膻中（兩乳中點）或左胸反覆發作疼痛為特點，病情容易虛實夾雜，變化多端，若出現心胸劇痛，伴隨氣短喘息，四肢不溫，神識不清，則稱為「真心痛」，類似現代醫學的急性心肌梗塞，這就屬於危重症候。這裡僅將重要的證型於下頁列出：

## 心肌梗塞症狀及適合食用水果一覽表

| 分類 | 症狀 | 適合的水果 |
|---|---|---|
| 氣滯血瘀 | 胸痛如刺，痛有定處，胸悶 | |
| 痰濁閉阻 | 胸悶痛，氣短痰多，易咳喘 | 檸檬、棗子、草莓、奇異果 |
| 陽氣虛弱 | 心悸，胸悶痛，氣短，氣促，腰痠，怕冷，四肢冰冷，面色蒼白 | |

**飲食注意事項**

冠心病患者適宜多維生素、多植物蛋白、多纖維素食品、低脂肪、低膽固醇、低鹽類食物。

**1** 多食用植物蛋白，如豆製品及複合碳水化合物（如澱粉），少吃單純碳水化合物（如果糖、蔗糖、蜜糖及乳糖）。

**2** 多吃富含維生素C的食物，因維生素C可促使膽固醇羥基化，從而減少膽固醇在血液和組織中的蓄積。

**3** 多吃高纖維食物，因高纖維食物不易被腸胃道消化，可改善大便習慣，增加排便量，使糞便中油脂即時排出，從而降低血中膽固醇含量。

**4** 多吃水產海味食物，如海帶、海蜇、紫菜、海藻等。這些產品中都是優良蛋白質和不飽和脂肪酸，還含有各種無機鹽。此類食品具有阻礙膽固醇在腸道內吸收的作用，另外中醫認為這些食物具有軟堅散結之效果，經常食用可軟化血管。

**5** 吃低鹽飲食，因食鹽中的鈉會使血壓升高，而高血壓對冠心病不利。

**6** 吃植物油，如大豆油、菜油、花生油、麻油等。

**7** 忌高脂肪、高膽固醇食物，不要多吃蛋黃、豬腦、動物內臟等。

**8** 忌多食單糖食品，因單糖在體內會轉化為脂肪而存積。

**9** 忌吸菸喝酒，經常吸菸嗜酒往往成為脂質代謝紊亂的誘因，會促進肝臟膽固醇的合成，引起血漿膽固醇及三酸甘油脂濃度的增高。（吸菸者發生心肌梗塞危險性比不吸菸者高 2～6 倍）

**10** 忌飲食過多過飽，切勿暴飲暴食，過飽會加重心臟負擔，肥胖者容易患

**11** 動脈粥狀硬化症。

忌食物品：脂肪和動物的內臟如豬油、牛油、羊油、魚肝油、豬腦、牛腦、豬腰、豬肚、豬肝、羊肝，以及雞蛋黃等高膽固醇食品均忌。對含有飽和脂肪酸較多的動物性食品，如豬肉、牛肉、羊肉、雞肉等也應適當忌食。此外，也應忌食白酒、忌菸、忌過鹹多鹽物品與濃茶、濃咖啡。

**日常保健**

**1** 作常規性的例行心臟檢查。

**2** 積極處理危險因素：如高血壓、糖尿病、膽固醇過高，而從速更正及治療。

**3** 停止吸菸。

**4** 調整及改良適當的生活和飲食習慣。

**5** 要有適當之時間休息、消遣和運動，保持理想體重。

## Recipe 2

# － 草莓汁 －

**食材**

新鮮草莓 ..................... 5～6顆
冷開水 ..................... 250ml

**作法**

將草莓搗爛，加入冷開水攪拌均勻後飲用。

**功效**

1 適合牙齦出血，口舌生瘡，小便量少，
　小便色黃時飲用。
2 可防治動脈硬化、冠心病。

**注意**

草莓中含有草酸鈣較多，如是由草酸鈣引
起的尿路結石病人，不宜吃太多草莓。

## Recipe 1

# － 奇異果汁 －

**食材**

奇異果 ..................... 2顆
涼開水 ..................... 200ml

**作法**

奇異果去皮切塊至入果汁機中，加入涼開
水攪打均勻即可飲用。

**功效**

1 防治維他命C缺乏症。
2 維護心血管健康，對於高血壓、心血管
　病等有一定的防治或輔助治療作用。

**注意**

奇異果中維生素C含量頗高，易與奶製品
中的蛋白質凝結成塊，會影響消化功能，
使人出現腹脹、腹痛、腹瀉等症狀，所以
喝牛奶前後不要吃奇異果。

# 糖尿病、肝病

# 糖尿病

**SYMPTOM 1**

【中醫病名】消渴，消癉

【西醫病名】糖尿病，I 型糖尿病，II 型糖尿病

【適合吃的水果】芭樂、柚子、酪梨、番茄、奇異果

## 病因

糖尿病一般沒有太多明顯易察的症狀，往往病患在「三多」（「吃多、喝多、尿多」）症狀出現後，才會想到去醫院檢查，或是在身體檢查時得知自己血糖偏高，才知道自己已罹患糖尿病。值得注意的是有家族病史的人，要時時留意自己是否也有這樣的遺傳。

西醫認為糖尿病是一種內分泌異常，若飯前空腹抽血，血糖值大於140mg/dl，飯後 2 小時內的血糖值大於200mg/dl，就極可能是罹患了糖尿病。

## 糖尿病及適合的水果一覽表

| 分類 | 症狀 | 適合的水果 |
|------|------|------------|
| 上消 | 口渴飲多 | |
| 中消 | 吃多，稍微飢餓就全身無力，形體消瘦 | 芭樂、柚子、酪梨、番茄、奇異果 |
| 下消 | 尿多，頻尿，尿渾濁，或清長如水，腰膝痠軟 | |

而中醫將糖尿病歸納在「消渴」的範圍內，可分為上消、中消、下消。糖尿病患若血糖升高不降，先是出現如尿多、口渴、饑餓、疲勞等簡單的症狀，繼而容易併發視力模糊、抵抗力低、傷口不易癒合，或肢體手腳易麻木、腎臟血管障礙、血管硬化引發腦中風、心肌梗塞等嚴重的併發症。

### 症狀分類

中醫將之歸納在「消渴」的範圍內，可分為上消、中消、下消，依病程及體質的不同有不同的治療方式，不過在水果方面則沒這麼多分類。

## 飲食注意事項

**1** 平日應多飲用溫熱開水：患者體內容易出現血液濃縮狀態，多喝水能夠避免這個現象。若是長期喝冰水的話，容易造成腸胃機能不佳，對於長期治療會造成不利的影響。水份的攝取量以人體體重每公斤50毫升計算。

**2** 取用食物時需細嚼慢嚥：吃東西太快容易造成腸胃負擔，胰臟的胰島素分泌容易失調，對胰臟維持血糖恆定功能會有不利影響。

**3** 食物烹調忌用烤、炸、油炒：烤、炸、油炒容易讓食物變質，對身體的負擔增加許多，熱量也高，讓血糖控制變得困難，考慮多多採用燉、蒸及水煮的烹調方式。

**4** 忌食酒類及麵食類：酒類容易造成肝臟及胰臟發炎，對糖分在體內的代謝造成干擾。麵食類（如麵包、饅頭、包子、麵條、油條、餅乾等）容易造成身體內高血糖狀態，血糖的控制也會變得不穩定。以上兩者皆應嚴格禁食。

**5** 太甜的水果不宜食用：如龍眼、棗子、西瓜、甜瓜等。

## 症狀分類

**1** 養成運動的好習慣。每周最少應有3次運動時段，運動方式不拘，但不宜過度激烈，每次運動時間應至少維持30分鐘。

2 避免長期緊張思慮，注意調節勞逸，久事伏案用腦者，要注意體力活動。

3 節制房事。

## Recipe 2

### – 奇異果芭樂汁 –

**食材**

奇異果 ........................... 2顆
芭樂 ................................ 1顆
白開水 ........................... 200cc

**作法**

1 奇異果去皮切塊，芭樂洗淨切塊。
2 上述食材加入白開水後，打成汁，濾去
  芭樂籽後飲用。

**功效**

適合糖尿病患者飲用。

## Recipe 1

### – 芭樂羅漢果茶 –

**食材**

芭樂嫩葉 ........................... 5克
羅漢果 ................................ 50克

**作法**

1 將芭樂嫩葉洗淨曬乾。
2 食材加水3,000cc煮15分鐘，濾渣即可
  飲用。

**功效**

適合糖尿病患者飲用。

【中醫病名】黃疸，脅痛，瘟黃

【西醫病名】病毒性肝炎，病毒性肝炎A、B、C、D、E型肝炎，慢性肝炎，酒精性肝炎

【適合吃的水果】李子、紅棗、梨子

**病因**

肝炎指的是肝臟的炎症變化，能引起肝炎的原因很多，如B型、C型肝炎。

而肝炎可以分為病毒性肝炎、非病毒性肝炎兩種類型。病毒性肝炎又可主要分為7種，即A、B、C、D、E、F、G型肝炎，是由病毒感染所導致；非病毒性肝炎，包含病原微生物、原蟲、寄生蟲的感染、各種毒物及藥物對於肝臟引起的傷害。

臨床上肝炎可分急性肝炎、慢性肝炎及重型肝炎，而急性肝炎會有許多不舒服的症狀，如疲倦、食慾不佳、黃疸、茶色尿及上腹部疼痛、噁心等症

## 肝炎症狀及適合食用水果一覽表

| 分類 | 症狀 | 適合的水果 |
|------|------|------------|
| 肝膽濕熱 | 口苦、胸悶、食不下、噁心、嘔吐、目黃、身黃、小便黃 | 李子、紅棗、梨子 |
| 肝氣鬱結 | 肋骨下方的區域悶悶脹脹的、情志不暢、噯氣、胸悶 | |

狀，必須緊急就醫治療；慢性肝炎沒有特別的病徵，必須注意追蹤，可定期安排肝功能及腹部超音波的檢查，避免肝硬化及肝腫瘤的發生。

症狀分類

中醫並沒有肝炎這個病名，不過中醫學者對肝病作了許多研究，中醫師會根據每個人體質的差異給予不同的治療，唯民間流傳許多治療肝炎的方子，大多屬於降肝火中草藥，此屬於清熱解毒之劑，體質虛寒者必須小心服用，若一味尋求偏方只是更傷肝罷了。

## 飲食注意事項

1 均衡營養：一般以高熱量、高蛋白質、高維他命、低脂肪為原則。發病初期以少油為主，糖量可適當增加，但不宜過多；恢復期可增加蛋白質食品，肥胖者需注意控制油脂和糖分攝取。

2 少食油膩：肝病患者因膽汁分泌障礙，對油脂類及脂溶性維生素的吸收不良，所以不能過食油膩。

3 少量多餐：肝病病人消化吸收功能較弱，少量多餐，可減輕腹脹、噁心等腸胃道症狀，也可減低肝臟負擔，有利於肝細胞恢復。

4 適宜食物：清燉且易吸收之食品與新鮮蔬果。如：豬肚、瘦肉、蛤蜊、番茄、蓮藕、紅蘿蔔、青色葉菜類、牛乳、雞蛋、木瓜、梨子等。

5 禁忌食物：火爆油炸物，如：香腸、臘肉、油條；化學合成物，如食品罐頭；多油膩食物，如：肥肉、動物皮。

6 烹調食物：烹調食物不宜過鹹，尤其肝硬化、腹水的患者應以低鹽食物為主。

7 中醫保健：在急性發作期，可以玉米鬚燉蚌肉、茵陳蛤蜊肉湯為食療。患者常自行購買以保肝及提昇人體免疫力的藥品，其品質好壞相差懸殊，且有其特殊的適應條件，故需遵照醫師指示服用。

8 進食應注意：每口飯嚼多次（約60～70次），飯菜分別入口，進食時間應

30分鐘以上。每日一餐以粗糧素食（少油膩）、不吃動物脂肪為主。

## 日常保健

1. 保持精神舒暢：古人認為「怒傷肝」，尤其肝病患者精神上的壓力都很大，容易情緒緊張、憂鬱發怒，這對病情的發展是一種惡性循環。

2. 保持充分休息：早睡是保肝的要件之一，適當的臥床休息可以減輕肝臟負擔，並能為肝臟輸送更多的營養，從而促進肝細胞再生和肝功能恢復。

3. 避免房事過度：性生活過度，不但損傷腎精，使人常有頭暈腰痠、耳鳴失眠、心悸健忘等不適，也會使肝病患者的肝區疼痛、疲乏無力、納差噁心（指食慾降低，噁心反胃）等症狀加重。

4. 遠離酒精：肝功能異常會使人體對酒精代謝能力降低，而且酒精的代謝產物會進一步地破壞肝細胞。

5. 嚴禁濫服藥物：肝臟是藥物代謝的主要器官，也最容易遭受到藥物的損害。因此，勿輕信廣告，亂服所謂的保肝藥、祕方、偏方，否則反而會增加肝臟的負擔，造成不必要的傷害。

6. 及時就醫診治：定期的驗血及超音波檢查，對於病情的追蹤及醫師的處方用藥都會有幫助，與醫師密切配合，是最好的治療選擇。

## Recipe 2

# － 楊桃水梨汁 －

**食材**

楊桃 ..................................... 1顆
水梨 ..................................... 1/2顆
果糖 ..................................... 少許
白開水 ..................................... 150cc

**作法**

1 楊桃洗淨、梨子去皮去籽，切成小塊備用。
2 將上述兩種食材加果糖、白開水後打成汁，即可品嘗。

**功效**

1 改善聲音沙啞。
2 保肝，清熱消暑。

## Recipe 1

# － 李子果汁 －

**食材**

李子 ..................................... 2顆
蘋果 ..................................... 1顆
鳳梨 ..................................... 1/8顆
糖 ..................................... 適量
白開水 ..................................... 100cc

**作法**

1 李子洗淨、蘋果削皮去籽、鳳梨去皮切塊。
2 上述食材加入白開水及後打成汁，即可飲用。

**功效**

保肝、消除疲勞。

# 泌尿科疾病

# SYMPTOM 1

# 排尿困難、小便不利

【中醫病名】癃閉

【西醫病名】急、慢性膀胱炎，膀胱功能障礙，尿路結石，尿路腫瘤，攝護腺增生，攝護腺炎，小便滯留，水腫，腎炎，腎功能不良

【適合吃的水果】楊桃、奇異果、鳳梨、椰子、甘蔗、葡萄、西瓜、蓮霧

## 病因

排尿困難、小便不利指的是排尿不順，或是有尿意但卻排少量的尿液。形成排尿困難的原因很多，如感冒、發燒、中暑、在烈日下工作或腹瀉等原因，都有可能造成小便短少的情形。可於此時多喝水，以及進食有利尿作用的食物，如冬瓜、大豆、玉米鬚、紅豆等，很快就可恢復正常排尿。

腎臟、輸尿管、膀胱、攝護腺、尿道，任何環節出問題，都可能會有小便不順的毛病。中年以後的男性若出現排尿困難、排尿中斷、尿滴答解不乾淨或有餘尿感、經常夜晚起床小便等症狀，就有可能是攝護腺出問題，必須接受泌尿科醫師的診療。反之，若為排尿有劇痛感、頻尿但尿量卻不多，則有可能為泌

## 排尿困難、小便不利症狀及適合食用水果一覽表

| 分類 | 症狀 | 適合的水果 |
|---|---|---|
| 單純小便量少 | 排尿不順，或是有尿意但卻僅排少量的尿液 | 奇異果、椰子汁、蓮霧 |
| 泌尿道結石 | 尿液中夾有砂石，小便艱澀，尿時疼痛或突然中斷 | 楊桃 |
| 腎炎水腫 | 排尿量少，下肢水腫，腰部酸痛，敲之作痛 | 葡萄、鳳梨、西瓜皮 |
| 泌尿道感染 | 頻尿、尿痛和膿尿等小便異常的表現 | 甘蔗、葡萄、西瓜 |

尿道感染或尿道炎，一般而言以女性較為好發，須至醫院就醫。

中醫則將之歸納在「癃閉」這個範圍。中醫認為正常人小便的通暢有賴於三焦氣化的正常。又與肺、脾、腎三臟有關，所以小便不利必須詳辨虛實及臟腑的不同。

**症狀分類**

很多原因都會引起小便不利，將之分類於下表：

## 飲食注意事項

1. 忌鹽，才不會使水分滯留體內。

2. 若無特殊病因，則可吃些幫助排尿的食物，如冬瓜、大豆、玉米鬚、紅豆等。

3. 盡量避免酒精、辛辣等刺激物。

## 日常保健

1. 尋找小便不利的病因，依病因做正確的醫治。

2. 不要常憋尿。

3. 若小便困難被診斷為攝護腺增生，當症狀開始影響日常生活時，就應該找泌尿科醫師尋求積極治療。

## Recipe 2

# – 奇異果汁 –

**食材**

奇異果 ..................... 5顆
白開水 ..................... 100ml

**作法**

將奇異果去皮加水打成汁，即可飲用。

**功效**

1 改善小便困難、淋漓疼痛。
2 改善煩熱口渴。
3 改善食慾不振、消化不良。

**注意**

奇異果屬性較寒，經期、坐月子的婦女盡量不要食用。

## Recipe 1

# – 楊桃蜂蜜汁 –

**食材**

新鮮楊桃 ..................... 3 ～ 5顆
蜂蜜 ..................... 適量

**作法**

將楊桃洗淨去籽切塊，加500ml的水打成汁，再加入蜂蜜即可。

**功效**

1 改善泌尿道結石，小便不利。
2 改善發燒後口渴、咽喉腫痛。

**注意**

楊桃味甘而酸性涼，能生津止渴，但因鉀離子含量高，有腎臟病的人勿食，否則易造成鉀排出不易，滯留於體內，使心跳過快。

## Recipe 4

# － 甘蔗蓮藕汁 －

**食材**
甘蔗汁 ......................... 60ml
生蓮藕汁 ........................ 60ml

**作法**
將兩種汁液混合飲用，1天可喝1～2次
（每次120ml）。

**功效**
改善尿道炎、排尿疼痛、頻尿但每次排出
尿量不多。

**注意**
蓮藕性平味甘，對於消除疲勞，自律神經
失調等都有幫助。

## Recipe 3

# － 椰子汁 －

**食材**
椰子汁 ............... 100～150ml

**作法**
直接飲用椰子汁，每次100～150ml，每
天2～3次。

**功效**
充血性心臟衰竭，浮腫尿少者可飲用。

**果療　180**

# － 西瓜冬瓜湯 －

**食材**

乾西瓜皮、乾冬瓜皮、紅豆 ............ 各50g

**作法**

1 此道西瓜冬瓜湯的材料取得須經過加工，請先把西瓜及冬瓜去果肉曬乾後，才可開始調理。

2 將上述食材加入適量的水，煮30分鐘後，即可飲用。

**功效**

對腎炎引起的下肢水腫、小便不利有幫助。

**注意**

西瓜皮能清熱解毒，而冬瓜皮則具有消暑、健脾、利濕的功能。

SYMPTOM

# 2 泌尿道感染

【中醫病名】淋證，熱淋，小便澀痛，小便刺痛

【西醫病名】泌尿道感染，尿道炎，急、慢性膀胱炎，腎盂腎炎

【適合吃的水果】甘蔗、西瓜、葡萄

## 病因

泌尿道感染的症狀以頻尿、尿痛和膿尿等小便異常的表現為主要特徵。此外，排尿時有燒灼感、尿急、下背部疼痛、血尿、腹痛不適、寒顫、嘔吐及腰痛等現象，都可被懷疑有泌尿道感染的問題，而這種情形在中醫稱為「淋症」。

泌尿道感染起病突然，約半個小時左右就想排尿一次，尿道灼痛、澀痛，尿色較混濁。好發於女性，因女性尿道較短，且開口和陰道、肛門較近，容易受糞便裡的細菌感染。有泌尿系統結石的人也容易發生泌尿道感染現象，這時就必須兩者皆診治才有辦法根本解決問題，也才不會反覆感染。有泌尿道問題者可進行簡單的尿液檢查，以便進一步判斷是否為泌尿道的感染，除了藥物治療

**泌尿道感染症狀及適合食用水果一覽表**

| 分類 | 症狀 | 適合的水果 |
|------|------|------------|
| 熱淋 | 小便刺痛、灼熱感，頻尿但每次的尿量少，尿色深黃，或伴隨有腰酸、發燒的現象 | 甘蔗、葡萄、西瓜 |
| 石淋 | 尿中夾有砂石，小便艱澀，尿時疼痛或突然中斷 | 楊桃 |

**症狀分類**

泌尿道感染屬於中醫淋症中的「熱淋」。有泌尿系統結石的人，也容易發生泌尿道感染現象，這就屬於中醫淋症中的「石淋」。

外，自己也必須多補充水分，藉由排尿來沖淡細菌。

## 飲食注意事項

飲食宜清淡，忌肥甘香燥、辛辣之品。

## 日常保健

1 平時多喝水，少憋尿。

2 感染時也要多喝水以增加排尿，可改善感染。

3 房事前後注意衛生。

4 泌尿道感染時禁房事。注意適當休息，保持心情舒暢。

5 女性要保持會陰部清潔。注重個人衛生，穿著棉質內衣褲，較容易保持乾爽潔淨，但勿清潔過度。

6 排便後，由前向後擦拭肛門，可預防感染復發。

7 膀胱感染患者一旦出現血尿、下半部背及腰窩疼痛、發燒、噁心或嘔吐時，應該趕快看醫生做積極的治療。

## Recipe 2

### − 甘蔗白茅根飲 −

**食材**

甘蔗 ..................... 500 克
白茅根 ................ 120 克 ( 可購於中藥店 )

**作法**

1 甘蔗去皮切小段，白茅根洗淨切段。
2 加水1000cc煮30分鐘。
3 去渣當茶飲，1日分數次飲用。

**功效**

利尿、改善泌尿道感染、久咳不止、熱咳、咳嗽痰黃亦可飲用。

## Recipe 1

### − 甘蔗藕汁 −

**食材**

甘蔗汁 ................................ 60ml
生蓮藕汁 ............................ 60ml

**作法**

甘蔗汁及生藕汁混合飲用，1次喝120ml，1天可喝2次。

**功效**

適合泌尿道感染者飲用，亦可改善小便不利。

# – 葡萄甘蔗汁 –

**食材**

葡萄 ................................ 20 顆

甘蔗汁 ............................ 200ml

**作法**

1 葡萄洗淨去皮留籽。

2 葡萄及甘蔗汁，打成汁，濾掉葡萄籽即
　可飲用。

**功效**

1 利尿，改善尿道炎。

2 改善聲音沙啞、咽喉乾痛。

# 婦科疾病

# 月經失調

【中醫病名】月經先期，月經後期，月經先後不定期，月經過多，月經過少

【西醫病名】月經異常，月經周期不規則，月經量異常，月經量或次數減少，月經量或次數過多，排卵性出血，功能性子宮出血

【適合吃的水果】梅子、蘋果、西瓜籽

**病因**

正常的月經周期約為21～35天，經期大約3～7天左右，但實際情形依每個人的狀況而有些許的不同，例如：某位女性每隔21天來潮一次，不同於他人30天的周期，但每次時間點都大致規律的話，即表示她的月經周期為21天，並非月經提前，仍屬正常狀態。

月經失調可分為月經先期（周期短於21天）、月經後期（周期長於35天）、月經先後不定期（月經提前或延遲毫無規律性）、經量過少（經期1～2天即結束）、經量過多（暴量不止或經來10天仍不止）、經閉（月經不來）等情形。

引起月經失調最常見的原因為賀爾蒙分泌不正常，如月經初來、停經前、心理因素、體力上的壓力、其他內分泌系統問題（甲狀腺疾病）、性荷爾蒙分泌系統的腫瘤（多囊性卵巢、腦下垂體腫瘤、高泌乳激素、子宮內膜異位）等。

當然除了荷爾蒙分泌不正常外，子宮肌瘤及其他卵巢、子宮、子宮頸的疾病也會讓月經失調。此外，若有月經失調的情形，可先至婦產科求診，以排除器質性病變，並加以治療。反之，若無器質性病變後，則可至婦產科或中醫婦科加以調經。

## 症狀分類

只要是未到更年期的成熟女性，每個月都會有月經的來潮，而月經的正常與否往往反映了身體的健康，一旦有不適的症狀出現，建議至醫院尋求醫師的協助，勿聽信偏方或不好意思就醫。

**月經失調症狀及適合食用水果一覽表**

| 症狀 | 適合的水果 |
|------|-----------|
| 月經淋漓不止，月經天數長，滴答不乾淨 | 梅子 |
| 月經先期（周期短於21天），且經量多 | 西瓜籽仁 |
| 月經後期（周期長於35天），且經量少 | 龍眼肉、櫻桃、桑椹、紅棗、桃子 |

**飲食注意事項**

1. 少吃鹹的東西，且不宜多攝取精緻糖、咖啡、巧克力、油脂等食物。

2. 不要食用辛辣、生冷的食物。

**日常保健**

1. 避免抽菸、喝酒。

2. 養成運動的習慣。

3. 不要熬夜。

Recipe 1

## - 西瓜籽仁 -

**食材**

西瓜籽仁 .............................. 9克

**作法**

1 西瓜籽仁研末，配開水服下。
2 每日分2～3次，1次服用約3克。

**功效**

西瓜籽中的西瓜籽仁，有治療月經失調的功效。適用於月經先期（月經提早），且經量多者。

**6 5 4**

6 情緒壓力不要太大，因為情緒也會使卵巢內分泌功能紊亂。

5 注意保暖不要受寒。

4 減重不宜過快，短時間快速減重容易造成月經失調。

# 白帶

【中醫病名】白帶，帶下

【西醫病名】白帶，陰道炎，子宮頸炎

【適合吃的水果】龍眼肉、荔枝、紅棗

## 病因

由於陰道需要一些津液的滋潤，因而有白帶的產生，一般正常的生理性白帶量不多，質清無色無味，唯獨在排卵期或月經來潮前量會稍多。而不正常的白帶，其質、量、顏色及氣味會有所變化，多數患者會感到底褲濕濕且有分泌物，以及不乾爽之感，白帶的顏色或白或黃，呈水或黏稠狀，或有腥臭味，有時也會伴隨著外陰部搔癢的症狀。

民間有一句俗話：「十女九帶」，這說明了白帶很常見於婦女，也造成不少困擾。根據白帶的顏色或品質可推測疾病的成因，其中大部分是感染所引起。如泡沫狀白帶有可能是感染滴蟲性陰道炎，豆腐渣樣白帶通常是黴菌陰道炎，

## 白帶症狀與適合的水果一覽表

| 分類 | 症狀 | 適合的水果 |
|------|------|-----------|
| 脾濕型 | 白色白帶，質稀水 | 荔枝、龍眼、紅棗 |
| 濕熱型 | 黃色白帶，質黏稠 | 無 |

**症狀分類**

白帶與中醫的「濕」是最有關係的，中醫的理論認為濕流下焦，影響帶脈，而致帶下。中醫的濕有著纏綿不易去除的特質，也因此白帶在治療上通常無法快速根治，而且容易反覆發作，所以病患必須有恆心，而且設法改善體質因素才可獲得療效。

而成黃白色黏稠乳酪狀可能是念珠菌感染，黃白色白帶有帶膿則可能是細菌感染。白帶如帶有紅色，在排除月經即將來潮的可能性之後，則必須懷疑是否為惡性腫瘤。因此若有白帶不正常的現象，最好還是至婦產科尋求診治。

## 飲食注意事項

1. 忌任何冰品、冰涼飲料。

2. 忌食的水果類：冷性水果如西瓜、哈密瓜、香瓜、水梨、葡萄柚、柚子、椰子水、橘子、硬柿子、山竹、番茄。濕熱型白帶忌食熱性水果如龍眼、荔枝、榴槤。

3. 忌蔬菜類：如白蘿蔔、大白菜、綠豆、苦瓜、黃瓜、絲瓜、冬瓜。

4. 忌辛辣物：如辣椒、胡椒、花椒、八角、大蒜、芫荽、蔥、沙茶醬。

5. 忌燥熱物及煎炸食物：如茴香、韭菜、肉桂、羊肉、炒花生、炸雞。

6. 忌刺激性食物：如醃漬品、咖啡、咖哩。

7. 忌菸酒及含酒食品：如人參酒、鹿茸酒等，食後會加重炎症充血。

## 日常保健

1. 內褲以棉質、寬鬆舒適為佳，以保持陰部的清潔乾爽。

2. 盡量不要穿褲襪、緊身褲。

3. 生理期間勤換棉墊。

4. 如廁後，以衛生紙擦拭時，應由前往後擦拭。

5. 房事前要喝水，房事後要排尿。

6. 暫時不要坐浴、洗三溫暖或泡溫泉。

7 不要用肥皂或消毒劑清洗陰部。

8 不要過度清洗陰道內，因會破壞陰道內的酸鹼值，導致異常黴菌的過度增生，反而會有白帶增加的現象。

9 平日盡量少用護墊，有時用護墊反而較不透氣。

## Recipe 2

### − 桂圓黑木耳湯 −

**食材**

龍眼肉 .................................. 10 顆
黑木耳（乾品）.................... 2 朵
紅棗 ...................................... 6 枚
紅糖 ...................................... 1 小匙

**作法**

黑木耳泡水 4 小時，切成小塊。將所有食材加入 1000ml 的水後，放入電鍋烹煮，待熟即可食用。

**功效**

改善白帶。白帶色清（透明），稀稀成水狀且量多、並有腰痠者適合食用。

## Recipe 1

### − 蓮子桂圓湯 −

**食材**

蓮子 ...................................... 8 顆
薏苡仁 .................................. 1 杯
龍眼肉 .................................. 6 顆
糖 .......................................... 少許

**作法**

蓮子、薏苡仁先泡水 3 小時後加水 8 杯煮至熟軟，最後再放入龍眼肉、糖煮 3 分鐘，即可食用。

**功效**

改善白帶過多。

SYMPTOM
3

# 痛經

【中醫病名】痛經

【西醫病名】痛經症，經前緊張症候群

【適合吃的水果】荔枝、龍眼、榴槤、百香果、紅棗

**病因**

痛經為月經來潮或經行前後，出現下腹疼痛的情形，為婦女特有且常見的症狀之一。痛經的發生大多數在經前或經行的第1～2天開始，待月經來後，疼痛才減緩或消失。其疼痛的部位不僅只侷限於下腹部，有時也會波及腰背部及大腿。

痛經可分為原發性痛經與繼發性痛經兩種，原發性痛經指的是無明顯原因的痛經，而繼發性痛經與月經來潮時，脫落的子宮內膜組織通過子宮頸時，使疼痛加重，如子宮內膜異位、子宮腔內沾黏、慢性骨盆腔炎及子宮後傾等有關。

典型症狀除了下腹痛之外，有的人還會伴隨著如乳房脹痛、噁心、嘔吐、腰

197 **對症果療法**

## 痛經症狀與適合的水果一覽表

| 分類 | 症狀 | 適合的水果 |
|---|---|---|
| 虛寒型 | 小腹會冷冷的，熱敷可緩解疼痛 | 龍眼肉、榴槤 |
| 氣滯血瘀型 | 經血會夾雜有血塊 | 百香果 |
| 氣血虛弱型 | 腹部悶悶的伴隨有下墜感，平時頭暈，疲倦 | 龍眼肉、紅棗、荔枝 |

痛經在中醫可分成許多證型，有氣滯血瘀型、寒濕凝滯型和氣血虛弱型。

有的人經血會夾雜有血塊，有的人小腹會冷冷的，熱敷可緩解疼痛；有的人

瘦、疲倦、腹瀉等不適，嚴重時甚至會影響日常的生活。痛經的發生與飲食、情緒及運動息息相關，經前喜食冷飲、情緒緊張、壓力大或平時缺乏運動的人更容易有痛經的症狀。

腹部悶悶的伴隨有下墜感，必須根據每個人的表現不同，而給予不同的治療。痛經在中醫來說與肝氣鬱滯有很大的關係，壓力大或精神緊張等情緒因素都會使氣行不順，導致局部鬱血，讓經血排出困難，不通則痛。

飲食注意事項

1. 經前及經期不要吃生冷的食物，也不要吃冰。
2. 避免咖啡因，因此咖啡、茶、可樂等最好少喝。
3. 禁酒，特別是容易出現水腫的女性。

日常保健

1. 腹部可熱敷以減輕疼痛。
2. 經期多休息，不要太勞累。
3. 平時適度運動。
4. 研究顯示痛經與情緒有某些程度的關係，所以必須調整情緒。

## Recipe 2

### – 紅棗紅糖湯 –

**食材**

紅棗 ..................... 6枚
紅糖（或黑糖）.................. 10g

**作法**

紅棗、紅糖加水約600ml，小火煮約10
分鐘，即可飲湯吃紅棗。

**功效**

改善氣血不足的痛經、貧血，適用於平時
頭暈疲倦、身體虛弱者。

## Recipe 1

### – 百香果益母草湯 –

**食材**

百香果 ..................... 1顆
益母草 .............. 10克（中藥店有售）
生薑 ..................... 3片
紅糖 ..................... 1小匙

**作法**

1 益母草、生薑、紅糖加入1000ml的水
　小火煮10分鐘，放涼後去渣。
2 最後加入百香果的果肉，攪拌均勻後即
　可飲用。

**功效**

改善月經不順、緩解痛經。

Recipe 3

# － 榴槤老薑紅糖湯 －

**食材**

榴槤果肉 ................................ 1瓣
老薑 ................................ 3片
紅糖 ................................ 10克

**作法**

1 老薑加紅糖，加入500cc的水煮沸10分鐘，放涼。
2 將上述湯汁與榴槤一起打成汁，即可飲用。

**功效**

改善月經不順、緩解痛經。

# SYMPTOM 4 妊娠嘔吐

【中醫病名】妊娠惡阻，子病，病兒，阻病

【西醫病名】妊娠輕度嘔吐，妊娠之過度嘔吐，妊娠嘔吐伴有代謝性失調

【適合吃的水果】柚子、蘋果、甘蔗、芒果、檸檬、西瓜

## 病因

妊娠後出現噁心嘔吐而阻礙飲食者，稱為「妊娠嘔吐」，中醫則稱之為「惡阻」。一般而言，孕婦出現嘔吐的現象，也就是俗稱的「害喜」，只要症狀輕微或不明顯，通常是不需要治療的。；除非已經嚴重到無法進食、乏力倦怠、形體消瘦、脫水，乃屬於病態，必須及時治療，以免影響母親健康及嬰兒發育，甚至誘發其他疾病或導致流產。

妊娠惡阻一般出現在妊娠40天到3個月左右，3個月以後，症狀大多會減輕或自然消失，預後良好，少數個別病例由於症狀嚴重，需要特別診治。其病因可能是孕婦血中的促性腺激素濃度大增，抑制了胃酸的分泌與減低胃腸道的蠕

動，以致飲食停滯於胃中，因而引起嘔吐。另一種原因可能是由於懷孕後整體機能活性升高，擾亂了大腦皮層與皮質下的正常相互關係，神經機能紊亂便易有嘔吐的現象。

## 症狀分類

妊娠嘔吐主要的臨床表現是稍一飲食即吐，或不食仍易吐，吐出物成泡沫狀黏液或膽汁。如果嘔吐日久，可能會因為缺乏營養而顯得消瘦、皮膚乾燥及面容憔悴。由於本病的發生與精神因素相關，特別是初產婦，應解除其思想上的緊張情緒，並正確面對生育問題。對於不喜歡聞的氣味要避免接觸，吃東西時宜緩慢進食，可依口味的偏好來進食。

中醫認為妊娠惡阻可分為脾胃虛弱和肝胃不合兩種證型。治療上必須注意飲食和情緒因素方可獲得改善。

## 妊娠嘔吐症狀與適合的水果一覽表

| 分類 | 症狀 | 適合的水果 |
|------|------|-----------|
| 脾胃虛弱 | 平時腸胃功能不佳，氣血不足，出現反胃想吐，或吃下即吐的現象 | 柚子、蘋果、甘蔗、芒果、檸檬 |
| 肝胃不合 | 於妊娠初期嘔吐酸水或苦水，會伴隨胸悶、脅脹（肋骨區脹脹的感覺），噯氣嘆息，頭脹、頭暈，煩躁，口渴，口苦等症 | 柚子、蘋果、甘蔗、芒果、檸檬、西瓜 |

## 飲食注意事項

1 不宜多攝取辛辣、煎炸食品，如辣椒、胡椒、茴香、花椒、洋蔥、油條等，以免刺激腸胃，引發嘔吐。

2 少聞油煙、魚腥、酸臭味。

3 可依懷孕時的口味偏好，選擇自己喜歡的食物來進食。

4 喝清澈的液體，如肉湯、開水、果汁。

5 睡前吃點東西，可避免早上起床時血糖過低，同時可避免胃灼熱。

## 日常保健

1. 多休息，少勞動，但須適度地運動。

2. 和姊妹或朋友分享經驗。

3. 保持心平氣和。

4. 若體重減輕，無論減輕多少，都應該看醫生。

5. 感到虛脫沒有尿意，或連續 4～6 小時完全無法進食時，請馬上就醫。

## Recipe 2

### – 蘋果茶 –

**食材**

蘋果 ........................ 3顆

**作法**

1 蘋果去皮去籽切塊，加1000ml水煎煮 10分鐘，平常當茶喝。
2 亦可加入檸檬片飲用。

**功效**

對妊娠嘔吐及一般嘔吐皆有幫助。

**注意**

蘋果中所含的膳食纖維及果膠，有益於腸 道健康。

## Recipe 1

### – 柚子蜂蜜汁 –

**食材**

柚子 ...................... 5～8顆
蜂蜜 ........................ 500g
冰糖 ........................ 100g
薑汁 ........................ 10ml

**作法**

1 柚子去皮去籽，分塊後打成汁，汁用文 火煎成濃稠狀。
2 加入冰糖、薑汁共熬成膏狀，放涼後加 入蜂蜜拌均勻，最後裝瓶冷藏。
3 每次1湯匙加熱開水稀釋來喝，每天喝2 次。

**功效**

對妊娠噁心嘔吐的改善有幫助。

**注意**

柚子性寒，因此感冒有痰者不宜多食。

# － 芒果薑湯 －

**食材**

芒果 .................... 1～2顆
生薑 ................................ 5片

**作法**

芒果去皮去核後切片，與生薑加水500ml
煮10分鐘，飲湯食芒果。

**功效**

改善妊娠嘔吐。

# － 甘蔗生薑汁 －

**食材**

甘蔗汁 ............................. 300ml
生薑汁 ................................ 5ml

**作法**

甘蔗汁加入生薑汁飲用。

**功效**

對妊娠嘔吐有幫助，以喜歡酸味的孕婦最
適合飲用。又生薑能促進血液循環、溫暖
身體。

# 產後乳少

【中醫病名】產後乳無汁，乳汁不行，乳少

【西醫病名】泌乳不良

【適合吃的水果】柳橙、木瓜

## 病因

產後乳少是指產後乳汁分泌不足，不能滿足小嬰兒生長發育的需要；產後缺乳是指產後乳汁分泌甚少乃至全無。產婦除了乳少或缺乳之外，常有一些全身不適的表現，如乳房脹滿、精神抑鬱、胸悶納差等，這是由於產婦的惱怒、憂鬱、悲傷等情緒波動，使大腦皮層受到異常刺激，從而通過下丘腦對垂體分泌功能的影響，使催乳素分泌減少，乳汁分泌受到抑制。

中醫認為乳汁的正常分泌有賴於肝氣的疏泄調達，如果產後情志不舒，肝氣鬱結，則必然影響乳汁的分泌及排出。也有部分患者伴有面色蒼白，氣短乏力，食少便溏（指有食慾降低，輕微腹瀉之現象）等症狀，則為產後氣血虧虛

**產後乳少症狀與適合的水果一覽表**

| 分類 | 症狀 | 適合的水果 |
|------|------|-----------|
| 肝氣鬱結 | 乳房脹滿但乳汁不足，精神抑鬱，胸悶，納差 | 柳橙、木瓜 |
| 氣血虧虛 | 乳汁不足，面色蒼白，氣短乏力，食少便溏 | |

## 症狀分類

中醫將產後乳少主要分成肝氣鬱結及氣血虧虛兩型。

所致，由於分娩造成的產創及出血，致使血脈空虛，產婦元氣受損，乳汁無以化生，則產後乳少或缺乳。因此，如產後脾胃之氣旺，則血旺必乳多，脾胃之氣衰，則血減而乳少。因此民間常有用豬蹄赤豆湯來通乳，即此意義。

## 飲食注意事項

1. 多攝取產後適宜的食品，如蔬菜：紅蘿蔔、高麗菜、空心菜、茼蒿、菠菜、芹菜、紅菜、紅莧菜、地瓜葉。水果：蘋果、芭樂、葡萄、木瓜、草莓、櫻桃、水蜜桃。蛋白質：溫牛奶、雞肉、雞蛋、魚類、豬肚、豬肝、腰子、紅蟳、牡蠣。

2. 飲食宜淡不宜鹹，忌辛辣酸味以防耗血。

3. 不可因為怕產後身材變形而不敢喝水，水分不足也會影響乳汁的分泌。

4. 可多喝魚湯、雞湯等營養湯飲，以增加乳汁的分泌。

5. 不可吃韭菜，韭菜會退乳。

## 日常保健

1. 正確的乳房護理，以保持乳腺的通暢，可於產後請護理人員指導。

2. 避免產後情緒失調，可從事休閒活動轉移注意力，抒解負面情緒。

3. 須有充足的睡眠。

## Recipe 2

## − 青木瓜燉排骨 −

**食材**

青木瓜 ...... 份量以大顆一半，小顆整顆為宜
排骨10小塊 ............................1隻
生薑 .......................................3片
鹽 ...........................................少許

**作法**

以上食材加約2000ml的水用電鍋燉煮，
煮熟後加入食鹽調味即可。

**功效**

豐胸通乳。

**注意**

排骨為溫補類之食材，加上可通乳的青木
瓜，效果會更好。

## Recipe 1

## − 柳橙汁蒸鮮魚 −

**食材**

鮮魚（草魚、鯉魚）............1隻
蔥、薑、鹽 .........................少許
柳橙 .......................................1顆

**作法**

1 柳橙壓汁備用。
2 鮮魚加蔥、薑、鹽及少許的水置於盤中
　隔水加熱蒸熟。
3 加入柳橙汁再蒸1分鐘即可食用。

**功效**

對乳汁不通、乳房脹痛有幫助。

# 小兒疾病

# 小兒疳積、營養不良

【中醫病名】小兒疳積，疳積

【西醫病名】營養不均衡，營養性消瘦

【適合吃的水果】芒果、紅棗、蘋果

**病因**

小兒疳積以中醫的角度來看，即指小兒體重不增或反而減輕，多半有面色萎黃無華、形體消瘦、毛髮焦枯、發結如穗、困倦神疲、目無光彩、乳食懶進、頭大頸細、脘腹脹滿及睡眠不寧等病症。換而言之，也可稱為營養不均衡。

不均衡的飲食將導致營養不良，一旦營養攝取不均衡，所缺乏的營養素濃度會降低，甚至產生異常代謝物，或影響酵素活性，使整體的代謝環路出現問題。身體的運作不能如常進行，進而產生一些相關性的症狀，如欠缺食慾、容易疲倦、體力不佳、莫名酸痛、注意力不集中、冷淡冷漠、容易激動、嗜睡或失眠等。而兒童如飲食未能全方位攝取，將易導致生長低下、免疫力降低，不

僅對成長中的器官功能造成不良影響，也容易罹患慢性疾病。

養不良。

在現今經濟豐足的社會看似不可能發生營養不良的現象，不過有營養不良狀況的卻大有人在，由於現代人的生活步調緊湊、忙碌，常忽略早餐，或長期外食、偏食，造成食物種類攝取過少。或食物冷凍貯存過久，導致流失原有的營養價值。或不當的烹調方式，也會讓食物失去原味等諸多因素，都可能導致營養不良。

**症狀分類**

中醫將小兒疳積主要分成脾虛型與胃陰不足型。

## 小兒疳積及營養不良症狀適合的水果一覽表

| 分類 | 症狀 | 適合的水果 |
|------|------|-----------|
| 脾虛型 | 肚子脹，胃口差，不思飲食，食而無味，拒進飲食，形體瘦弱 | 芒果、紅棗、蘋果 |
| 胃陰不足型 | 口渴喜歡喝水或飲料，但不喜歡吃東西，皮膚乾燥，缺乏潤澤 | |

## 飲食注意事項

1 飲食定時定量，攝取多種營養食材。

2 避免攝取過多零食，甜品及飲料。

3 盡量吃生鮮食物。

4 若小孩食量小，可採用少量多餐的方式來進食。

5 少吃寒涼與冰冷食物：任何冰品、西瓜、香瓜、哈密瓜、水梨、葡萄柚、柚子、橘子、硬柿子、山竹、綠豆、白蘿蔔、大白菜、苦瓜、小黃

6 瓜、絲瓜、冬瓜、番茄、可樂、汽水。

7 少吃辛辣、燥熱、燒烤及油炸食物：辣椒、大蒜、芫荽、老薑、蔥、沙茶醬、茴香、韭菜、肉桂、羊肉、龍眼、荔枝、榴槤、醃漬品、咖哩、咖啡、巧克力。

可多食清淡甘平易吸收食物：芭樂、蘋果、葡萄、柳橙、木瓜、空心菜、菠菜、紅蘿蔔、茼蒿、花椰菜、雞肉、魚肉、豬肉、排骨、豬小腸、雞蛋、牛奶、豆漿、米飯等。

8 食物以清淡易消化為原則，避免過冷、過熱、刺激性、太甜、太油膩、難消化之食物。

### 日常保健

1 平常要有適度的運動，營養吸收才會好。

2 要早睡早起。

## Recipe 2

### － 芒果鮮吃 －

**食材**

芒果 ............................1～2顆

**作法**

新鮮芒果去皮吃，早晚吃1小顆。

**功效**

1 治食積不化、消化差。
2 治小兒疳積。

**注意**

過敏性皮膚炎或濕疹，不宜食用芒果。

## Recipe 1

### － 小米紅棗粥 －

**食材**

小米 ............................1杯
紅棗 ............................10枚
水 ............................6杯

**作法**

煮成粥，1次吃1碗粥。

**功效**

改善小兒營養不良、食慾差。

# － 烤香蕉 －

**食材**

香蕉 ................................................. 1根

**作法**

香蕉連皮烤熟，趁熱去皮吃。

**功效**

治小兒非腸胃炎的慢性腹瀉。

**注意**

新鮮的香蕉沒烤熟，吃了可軟便；烤熟後的香蕉可治腹瀉。此外，筋骨有傷者，不宜食用香蕉。

# 小兒遺尿

**SYMPTOM 2**

【中醫病名】小兒遺溺，遺溺

【西醫病名】小兒遺尿症，遺尿症

【適合吃的水果】荔枝

**病因**

　　小兒遺尿指的是在睡眠中小便自遺，即一般俗稱的「尿床」。5歲以上的兒童，如每月夜間尿床的次數大於兩次，便稱為遺尿。患者常會在不知不覺中滲出尿液，尿濕褲子、被子。

　　小兒遺尿發生的原因有很多，可能是發育較遲緩、內分泌失調（抗利尿激素分泌不足）、膀胱容積較小、喚醒功能失常、太過熟睡等。小兒若因為尿床而被責罵或處罰，對尿床不但不會有正面的作用，反而會易影響其心理，造成自尊心受損．；反之若給予適當的安慰，睡前不過分飲水，尿床的現象將能獲得改善。

## 小兒遺尿症狀及適合的水果一覽表

| 分類 | 症狀 | 適合的水果 |
|---|---|---|
| 腎氣不足型 | 每晚可多次尿床，尿清長味不重；平時在天氣寒冷時，小便次數多，面色蒼白，缺少光澤，神疲乏力，四肢發涼、怕冷，或下肢無力，智力較同齡兒童稍差。 | |
| 脾肺氣虛型 | 遺尿，少氣懶言，神疲乏力，面色萎黃，食慾不振，大便不成形，稍動就出汗。 | 荔枝 |
| 肝經濕熱型 | 夜間遺尿，其尿量不多，但味腥臊，尿色較黃，兼見性情急躁易怒，面赤唇紅，口渴好喝水。 | |
| 心腎不交型 | 夢中遺尿，睡眠不安，煩躁叫擾，白天多動少靜，或手足心發熱，形體消瘦。 | |

**症狀分類**

中醫將小兒遺尿症狀分為腎氣不足型、脾肺氣虛型、肝經濕熱型與心腎不交型。

若小孩解尿有疼痛感，則必須格外注意，有可能遭受感染，此時宜就醫治療，以免延誤病情。

**飲食注意事項**

1. 少吃寒性食物，如冬瓜、西瓜、絲瓜、黃豆芽、綠豆芽、白菜、白蘿蔔及寒性水果，因為寒性食物有利尿的作用。

2. 睡前不要喝太多水。

**日常保健**

1. 養成睡前排尿的習慣。

2. 關心小孩平時壓力狀態，尿床時不給予太大的責罵。

3. 在臥室內安排備用品，讓小孩在尿床後可自行更衣或換床單，以免尷尬。

4. 以耐心與關心面對小孩尿床的情形。

## Recipe 2

### – 荔枝桂圓湯 –

**食材**
荔枝 ........................ 10 顆
新鮮龍眼肉（或龍眼乾）...... 10 顆

**作法**
用水煎服，可不加糖，飲湯食料。

**功效**
改善小兒遺尿。

## Recipe 1

### – 荔枝鮮吃 –

**食材**
荔枝 ........................ 10 顆

**作法**
荔枝去皮吃果肉，睡前吃10顆。

**功效**
對小兒尿床有幫助。

**注意**
荔枝可促進血液循環、補血，但燥熱體質者不宜多食。

其他疾病

# 貧血

【中醫病名】眩暈，虛勞，萎黃，勞黃

【西醫病名】鐵質缺乏性貧血，維生素B12缺乏性貧血，葉酸缺乏性貧血，地中海型貧血，鐮刀狀紅血球貧血，遺傳性溶血性貧血，再生不良性貧血

【適合吃的水果】龍眼肉、櫻桃、桑椹、紅棗、桃子、葡萄

## 病因

貧血的原因可分為兩大類，其一為紅血球遭受破壞或喪失過多所致，如因外力而受傷或胃腸出血，或月經量過多、血尿、內出血、慢性出血等原因；其二則為紅血球產量不足，如缺鐵性貧血、地中海型貧血、巨球性貧血（缺乏維生素B12、葉酸缺乏）等。

一般人最常見貧血的原因，多為體內缺乏鐵質所造成，而鐵為人體合成血紅素的重要原料，一旦缺乏易使血紅素的合成造成缺陷。而失血、懷孕、腸吸收不良為缺鐵性貧血的主因。地中海貧血則與遺傳息息相關，雖然沒有傳染性，

但目前卻也無法根治。

另外，像是肝硬化、慢性肝炎、酗酒、甲狀腺功能不足等原因，也極易造成貧血。臨床上可進行血液檢查，視其血紅素（Hb）、血比容（Hct）和紅血球的平均血球容積（MCV），便可以初步判定是否為貧血及何種類型的貧血。

## 症狀分類

中醫主要將之分成氣虛、血虛及氣血虛這三種證型。氣虛的人平時容易疲倦、懶得講話、聲音比較小、呼吸氣短、消化功能差及面色恍白。血虛的人容易頭暈，眼花，蹲下去再站起來頭會暈，有時會心悸（心臟怦怦跳），面色萎黃。氣血兩虛的人則氣虛和血虛的症狀都有。而西醫中，不同類型的貧血有其適合的水果，將之整理於下頁：

## 貧血症狀及適合的水果一覽表

| 分類 | 適合的水果 |
|------|-----------|
| 一般性輕微貧血 | 龍眼肉、桑椹、紅棗、葡萄、櫻桃、桃子 |
| 缺鐵性貧血 | 櫻桃、桃子 |
| 巨球性貧血 | 龍眼肉 |

## 飲食注意事項

1. 首先要注意飲食的補益作用，進食富於營養而又易於消化的食物，以保證氣血的化生。陽虛患者（寒性體質）忌食寒涼，宜溫補類食物，如雞肉、魚肉、豬肉、排骨、豬小腸、雞蛋、牛奶、豆漿；陰虛患者（虛熱性體質）忌食燥熱，宜淡薄滋潤類食物，如木耳、靈芝、雞爪、豬腳筋。

2. 可多食用含有豐富鐵質的菠菜、紅莧菜、金針、木耳、芝麻等食物。

3. 避免吃太多酒。

4. 不要攝取太多含咖啡因的食物。

Recipe 1

## － 桂圓桑椹湯 －

**食材**

桂圓肉 ....................... 6個
桑椹蜜餞 .................... 30g
蜂蜜 ......................... 適量

**作法**

將桂圓肉、桑椹，放入約1000ml的水，用慢火煮5～10分鐘，放涼後加入蜂蜜即可。

**功效**

改善巨球性貧血及一般性輕微貧血。

**注意**

桂圓富含鐵質，能改善因貧血引起的面容憔悴，但其性甘溫，常服用會造成濕熱痰滯、胸悶不寬等現象，須稍加留意。

日常保健

1 要安慰和鼓勵病人，保持樂觀情緒，增強治癒疾病的信心。

2 注意生活起居，除病重須臥床者外，可作患者力所勝任的散步或其他適當活動，以促進食慾及體力的恢復，並且要注意冷暖，預防感冒。

3 調整生理時鐘，使其符合正常作息。

4 盡量起身走動，不要久臥。

## Recipe 3

# － 桃乾 －

**食材**

新鮮桃子 ............................ 20顆

**作法**

將桃子洗淨後去皮切塊，加入白糖混勻，瀝乾水分後食用，分數天食用。

**功效**

1 對疲勞、頭暈、體力差或精神不濟者有幫助。
2 改善缺鐵性貧血。

## Recipe 2

# － 櫻桃汁 －

**食材**

新鮮櫻桃 ............................ 6顆
白糖 .................................... 少許

**作法**

將新鮮櫻桃加水煎煮後放入白糖，即可服用。亦可以用市售櫻桃汁來取代。

**功效**

改善療缺鐵性貧血。

**注意**

櫻桃含有鐵、氰，若過量攝取，會引起鐵或氰中毒。萬一產生不適感，可飲用甘蔗汁來清熱解毒。

# 筋骨痠痛

【中醫病名】腰痛，腰痠、痺證

【西醫病名】關節痛，關節炎，骨關節病，坐骨神經痛，椎間盤移位，肌痛及肌炎，神經痛、神經炎及神經根，類風濕關節炎，肌膜炎，骨質疏鬆

【適合吃的水果】櫻桃、葡萄、荔枝、桑椹

## 病因

隨著年齡的增加，身體各方面的機能也逐漸退化，筋骨易出現腰痠背痛、腰膝無力、痠麻作痛的情形，這可能與骨質疏鬆、骨刺、坐骨神經痛或退化性關節等病症有關。也有些患者為關節部位較易痠痛，如肩關節、肘關節、踝關節、膝關節等，又可分單一關節、多關節痛兩種情形。

一般而言，遇天氣轉變時較易誘發，多半為患處曾經撞傷或扭傷，未能完全康復，以致於病灶不定時發作，中醫稱之為風濕症。

## 筋骨酸痛症狀及適合的水果一覽表

| 分類 | 症狀 | 適合的水果 |
|------|------|------------|
| 腎虛型 | 腰痠，膝無力，不能久站或久行，勞動後症狀加重 | 櫻桃、葡萄、荔枝、桑椹 |
| 痰瘀阻絡型 | 肢體關節痠痛日久不癒，關節腫大甚至變形 | |

**症狀分類**

以下僅將最主要的腎虛型及痰瘀阻絡型做介紹。

在中醫來講與筋骨痠痛較有關係的是肝和腎兩臟，中醫的理論認為「肝主筋」、「腎主骨」，筋包含了肌腱與韌帶，骨則包含了骨骼系統，所以筋骨不好與肝腎是有關係的，可以藉由補養肝腎來強筋壯骨。此外，痠痛的問題亦與中醫的「瘀」有關，所謂的「不通則痛」指的是血液循環不通，有瘀阻的現象，因而導致痠痛的產生，所以可經由通經活絡來獲得改善。

**飲食注意事項**

1 多吃蔬菜、水果，避免攝取有刺激性及辛辣之食物，如咖啡、濃茶、巧克力、辣椒、芥茉、花椒、大蒜、蔥、薑等。多攝取鈣質含量豐富的食物，如牛奶、起司、優酪乳、牡蠣等，並適量補充維生素D。此外，應減少高熱量、飽和脂肪與高醣類的食物，多攝取飽和脂肪含量低、不含膽固醇的大豆蛋白。也應減少鹽分的攝取。

2 含鈣量高的食物：

（1）乳製品如牛奶、乳酪為鈣質的良好來源，每天應喝2～4杯的牛奶或其他乳製品。

（2）小魚乾、髮菜、芝麻、紫菜、小魚、海帶、蝦米、乾蝦仁及深綠色蔬菜。

（3）自飲食中攝取適量的維生素D。維生素D可幫助鈣的吸收，如果維生素D缺乏，也可能引起骨質疏鬆症。除了自食物中可獲維生素D外，每日也需適當地日曬太陽，因日光中的紫外線會使食物中維生素D的前驅物轉變為身體可利用的維生素D。

**日常保健**

1 對從事久立、久坐、久行等工作的人，應注意工作期間的休息，並進行

231 **對症果療法**

2 保健體操等，以恢復腰部疲勞。

3 注意勿寢臥濕地，勿衣著冷濕，避免為寒濕所束。飲食清淡，勿過嗜膏粱酒醴（指不過食油膩食物、不過度飲酒），以免內生濕熱。

勿事勉力舉重，不做沒有準備動作的暴力運動。

4 積極治療引起筋骨痠痛的原發疾病，如坐骨神經痛、骨刺等。

5 勞損腰部宜多休息，可熱敷與局部按摩。

6 在護理上最重要的是保暖及避寒。一般的筋骨痠痛患者，在能耐受的限度內，可進行適當的活動，但應避免過度勞累。關節疼痛劇烈者，應臥床休息。將痛肢用被褥等墊起，使之舒適，以減輕疼痛。但須經常更換體位，以免局部皮膚受壓及影響關節功能的恢復。病情好轉後，方可循序漸進，逐漸活動。汗出多者，應注意經常更換內衣。

7 減少壓力，壓力太大或有憂鬱症者，較易影響體內與骨質有關的荷爾蒙平衡，使骨質加速流失。

8 培養正當的嗜好，如養花、畫畫等，隨時保持愉悅的心情，多參加戶外活動或社團，如果心情愉快，心胸開闊，可減緩衰老及減少病痛。

9 40歲以上的婦女，可做骨密度檢查，平時定期健康檢查、注重身體保健、攝取均衡營養、適當運動，即可遠離疾病！

## Recipe 2

## － 荔枝酒 －

**食材**

新鮮荔枝 ........ 1000g（去殼）

低度酒或米酒 .......... 1000ml

（亦可直接買市售的荔枝酒）

**作法**

1 新鮮荔枝用低酒精濃度的酒浸泡7～10
天。

2 每天飲用30ml。

**功效**

改善腰酸、子宮下垂、陽萎早洩。

**注意**

荔枝多食，易使人燥熱、上火、咳嗽。

## Recipe 1

## － 櫻桃獨活酒 －

**食材**

新鮮櫻桃 ......................... 1000g

獨活 ..................... 50g（中藥店有售）

威靈仙 ................. 30g（中藥店有售）

米酒

**作法**

將櫻桃、獨活、威靈仙放入適合的容器
中，加入米酒，米酒的量以高出櫻桃1～2
公分為準，蓋上蓋子，貯藏一個月後食用
櫻桃。每天吃10顆。

**功效**

改善風濕疼痛、屈伸不利。

**注意**

獨活性溫，多用於腰腿疼痛，而威靈仙用
於肢體麻木、關節無法正常屈伸、關節痠
痛等。

# − 桑椹膏 −

**食材**

新鮮桑椹 ............................ 適量

麥芽糖 ............................ 適量

**作法**

1 桑椹搗爛取汁，不加水放入鍋中用文火
　煎煮成膏，加入等量的麥芽糖調勻，冷
　卻後裝瓶冷藏。

2 每次1湯匙，用熱開水稀釋後飲用。

**功效**

1 改善病後身體虛弱、頭暈體力差。

2 改善腰膝痠痛。

3 對老年人的便祕有幫助。

4 可改善年輕人的早發性白髮。

# 失眠

【中醫病名】不寐，不得眠，目不瞑，不得臥

【西醫病名】失眠，入睡或維持睡眠之持續障礙，睡眠障礙

【適合吃的水果】龍眼、桑椹、紅棗

## 病因

失眠簡單的說就是睡不著，每個人或多或少都會有失眠的經驗，若為緊張或興奮等情緒所引起的暫時性失眠較無大礙。反之，如長期處於失眠的狀態，則易對身體產生不良的影響。失眠的原因很多，有些人因體質的關係，一喝含有咖啡因的飲品，如茶、咖啡等夜晚便不易入睡，或因工作上的需要輪值夜班，使得睡眠時間不固定而引發失眠。除此之外，若身體有病痛，難免也會影響到睡眠的品質，長期下來，也易使病況加重。

失眠的症狀因人而異，一部分為入睡困難、容易作夢、淺眠易醒，或醒了之後就難以再入睡等。失眠持續6個月以上，必須至醫院進行診治，否則極易影

響到日常生活。失眠的併發症，常是精神差、頭暈、心悸、健忘、注意力不集中、頸部肩膀酸痛、頭脹等。

## 症狀分類

中醫將失眠稱為「不寐」。依據失眠的原因將之分成許多不同的證型，有心火旺盛的「心火熾盛型」；腸胃不好的人睡眠品質也會不好，這就是中醫的「胃不和則臥不安」；有些人膽子較小，睡著後容易作夢，或是常易被惡夢驚醒，這就屬於「心膽氣虛」這一型。

失眠日久，易出現「心陰虧損」之證。所以失眠必須依據每個人的體質狀況來做調整，方可獲得改善。中醫認為失眠的關鍵在於心神不安，所以也會加上安神鎮靜的中藥材來加強療效，這類的中藥具有體質調整性，並不具有成癮性。

果療　236

## 失眠症狀及適合的水果一覽表

| 分類 | 症狀 | 適合的水果 |
|------|------|-----------|
| 心火熾盛型 | 心煩，煩躁不安，口乾，舌破，小便較黃 | |
| 心膽氣虛型 | 膽子較小，睡著後容易作夢，或是常易被惡夢驚醒 | 龍眼肉、桑椹、紅棗 |
| 心陰虧損型 | 失眠日久、心悸、健忘、夜間口乾 | |

**飲食注意事項**

1 多睡前不宜喝濃茶、咖啡，不宜用菸酒。

2 就寢前避免吃太飽或吃油膩食物，也不可食用刺激性食物。

3 可於睡前飲用少許熱牛奶。

## 日常保健

1. 失眠與情志變化關係較大，因此除藥物治療外，還應針對患者的心理狀態，解除患者的煩惱，消除顧慮和恐懼。

2. 應加強身體鍛鍊，或做些放鬆筋骨的體操。

3. 睡前少談話、少思考。

4. 養成良好的生活習慣，早睡早起，以利改善失眠的症狀。

5. 硬性規定睡眠時間。

6. 勿在床上浪費時間，待有睡意時才上床睡覺。

7. 避免日夜顛倒或作息不定。

8. 佈置舒適的睡眠環境。

9. 可使用耳塞、眼罩等工具。

10. 洗溫水澡有幫助。

11. 失眠情形嚴重的話必須就醫。

## Recipe 2

### － 桂圓蓮子湯 －

**食材**

桂圓肉（龍眼乾）.............. 6個
蓮子 ..............................10顆
酸棗仁 ...... 10g（中藥店有售）
糖 ....................................適量

**作法**

1 將蓮子洗淨浸泡3～5小時，酸棗仁敲碎後用布包裹。
2 蓮子加水煮軟後，加入桂圓肉、酸棗仁，再續煮5分鐘，最後加入適量的糖，即可食用。

**功效**

1 改善失眠健忘。
2 改善心悸，易受驚嚇。

**注意**

常吃蓮子可以去除煩躁、提升睡眠品質。

## Recipe 1

### － 紅棗枸杞蛋 －

**食材**

紅棗 ..............................10顆
枸杞 ................................30g
雞蛋 .................................2顆

**作法**

1 將雞蛋洗淨與紅棗、枸杞，一同加水煮20分鐘。
2 雞蛋煮熟後去殼取蛋，再煮10分鐘即可。
3 吃蛋喝湯。

**功效**

1 改善失眠多夢，對於老人家的失眠有幫助。
2 改善心悸眩暈、神經衰弱。

**注意**

根據研究發現，不論是雞蛋還是蛋殼，都易含有引起食物中毒的沙門氏菌，因此烹煮前一定要將蛋殼徹底洗淨，以免危害健康。

## Recipe 4

# － 桑椹紅酒 －

**食材**

桑椹蜜 .................................. 5ml
紅酒 ..................................... 30ml

**作法**

桑椹蜜加入紅酒攪拌均勻，於晚餐後飲用。

**功效**

改善失眠，不易入睡。

## Recipe 3

# － 桑椹酸棗仁湯 －

**食材**

鮮桑椹或桑椹蜜 ............... 30g
酸棗仁 ....... 15g（中藥店有售）
糖 ....................................... 適量

**作法**

桑椹、酸棗仁（敲碎後布包）加500ml的水煮10分鐘，再加糖調味即可。

**功效**

1 改善失眠健忘。
2 改善神經衰弱。

# － 木耳蓮子湯 －

## 食材

| | |
|---|---|
| 紅棗 | 5顆 |
| 白木耳 | 2朵 |
| 蓮子 | 30克 |
| 白糖 | 適量 |

## 作法

1 白木耳泡水至漲開後洗淨，用剪刀剪成小朵狀。

2 將蓮子用水浸泡3～5小時，紅棗洗淨後壓破。

3 將處理好的白木耳、蓮子、紅棗，加入適量的清水，烹煮約30分鐘後加糖調味，即可食用。

## 功效

治心火旺的失眠，症狀為失眠、舌頭易破、小便較黃、有火氣、嘴巴易乾。

## 注意

1 木耳具有滋養、活血、潤燥的作用，人人皆可食，唯下焦(指泌尿系統)虛寒者不宜食用過量。

2 蓮子可以用新鮮的蓮子或至中藥店買帶心的蓮子，沒有去心的蓮子對心火旺的失眠效果較好。

# 嚴選水果
# 養生食譜

獨家嚴選十道水果食譜彩頁，解決要命的惱人疾患。

SELECT RECIPE 01

## 柿餅黑木耳飲

改善前期高血壓

【食材】

柿餅⋯⋯⋯⋯3個

黑木耳⋯⋯⋯3朵

冰糖⋯⋯⋯⋯適量

【作法】

1 將柿餅切塊、黑木耳泡水至漲開後切成小朵。

2 柿餅、黑木耳加水煮軟後，加入冰糖即可食用。

【功效】

對早期高血壓有幫助。

【注意】

冰糖不宜放太多，因糖類會使血液的濃稠度加重，造成心臟缺血，進而誘發心肌梗塞。

# 西瓜決明子茶

改善高血壓

【食材】

乾西瓜皮⋯⋯⋯⋯50克

決明子⋯⋯⋯⋯⋯15克

冰糖⋯⋯⋯⋯⋯⋯適量

【作法】

將乾西瓜皮、決明子加一千毫升水煎煮20分鐘，當茶飲用，每日分2～3次飲用。

【功效】

改善高血壓。

【注意】

決明子可以降肝火，也有軟便的效果。

# 葡萄芹菜汁

改善高血脂

【食材】

新鮮葡萄……1串（約20顆）

芹菜……5根

【作法】

1 葡萄去皮，芹菜切成小段。

2 將葡萄及芹菜打成汁，過濾去籽後即可飲用。

【功效】

改善高血脂。

【注意】

根據研究顯示，芹菜具有降血壓、降血脂的作用，有益於高血壓患者。

SELECT
RECIPE
04

## 檸檬荸薺湯

改善心肌梗塞

【食材】

新鮮檸檬⋯⋯⋯⋯1顆

荸薺⋯⋯⋯⋯⋯3顆

水⋯⋯⋯⋯⋯約500毫升

【作法】

1 檸檬洗淨連皮切片，荸薺切塊。

2 上述材料加入500毫升的水，煮15分鐘，吃荸薺喝湯。

【功效】

1 平肝利水，適合高血壓、浮腫患者。

2 檸檬與鈣離子結合能生成一種可溶性絡合物，可有效緩解鈣離子對血液的凝固作用。

3 心肌梗塞的病人常飲之，對改善病情有幫助。

【食材】

紅棗⋯⋯⋯⋯ 10枚

小米⋯⋯⋯⋯ 1杯

【作法】

紅棗洗淨切開去核，與小米同置電鍋中，加入約6杯的水共煮成粥，不可加糖。可分早晚食用。

【功效】

3 改善失眠。

2 有益婦女養顏調經。

1 益心養血安神，對冠心病有幫助。

【注意】

2 紅棗含糖較高，不適合糖尿病的人食用。

1 咳嗽痰多的人不宜食用。

SELECT RECIPE 05

改善心血管疾病

# 紅棗小米粥

SELECT RECIPE 06

# 酪梨山藥汁

## 改善糖尿病 ①

【食材】

酪梨⋯⋯⋯⋯⋯ 1 顆

新鮮山藥⋯⋯⋯ 80 克

白開水⋯⋯⋯⋯ 200 毫升

【作法】

1 酪梨去皮去核、山藥去皮後，皆切成塊。

2 上述食材加入白開水後，打成汁即可飲用。

【功效】

適合糖尿病患者飲用。

SELECT RECIPE
07

改善糖尿病②

# 番茄火龍果汁

【食材】

番茄（大粒）⋯⋯⋯1顆

火龍果⋯⋯⋯⋯⋯1顆

芹菜⋯⋯⋯⋯⋯⋯3根

白開水⋯⋯⋯⋯200毫升

【作法】

1 番茄洗淨、火龍果去皮後，皆切成塊，芹菜切段。

2 上述食材加入白開水後，打成汁即可飲用。

【功效】

改善便祕、適合糖尿病患者飲用。

SELECT
RECIPE
08

# 花生紅棗湯

解肝毒

【食材】

花生米⋯⋯⋯⋯⋯ 1杯

紅棗⋯⋯⋯⋯⋯ 10顆

冰糖⋯⋯⋯⋯⋯ 少許

【作法】

1 生花生浸水5～6小時、紅棗壓破備用。

2 先加水煮生花生至熟軟，再加入紅棗續煮5分鐘，加入冰糖調味後，即可食用。

3 睡前飲服。

【功效】

對降低肝指數（GOT、GPT）的降低有幫助。

# 葡萄乾紅豆粥

## 改善慢性腎炎

【食材】

無核葡萄乾 ………………… 30 克

紅豆 ………………………… 15 克

薏苡仁 ……………………… 15 克

米 …………………………… 1 杯

【作法】

1 紅豆、薏苡仁先用水浸泡 3～4 小時。

2 將所有食材加入 8 杯的水後 放入電鍋中共煮成粥。

3 分兩次當點心食用。

【功效】

慢性腎炎、面部皮膚肢體浮腫、尿少者可飲用。

【注意】

紅豆具有補血利尿、消腫去瘀等功能，為良好的養生食物。

## 蘋果優酪乳

防動脈硬化

【食材】
蘋果⋯⋯⋯⋯1顆
優酪乳⋯⋯⋯⋯250毫升

【作法】
1 蘋果削皮去皮，切成塊狀。
2 將蘋果加優酪乳用果汁機打成汁後，即可飲用。

【功效】
1 緩解經前症候群，改善經期不順。
2 預防動脈硬化。
3 改善腹瀉，食慾不振。

優生活 01

## 果療——

吃對水果，掌握宜忌，高血壓、糖尿病、心臟病、婦女病、小兒疾病、久咳、失眠……通通有解！

作　　　者—楊淑媚、蔡昆道
攝　　　影—高政全
主　　　編—陳秀娟
責任編輯—楊淑媚
協力編輯—楊淑媚
行銷企劃—塗幸儀
美術設計—IF OFFICE
校　　　對—楊淑媚、蔡昆道、Vianne
編輯總監—梁芳春
發 行 人—趙政岷
場地提供—ART LIVING

出 版 者—時報文化出版企業股份有限公司
　　　　　10803台北市和平西路三段二四○號七樓
　　　　　發行專線—（○二）二三○六—六八四二
　　　　　讀者服務專線—○八○○—二三一—七○五
　　　　　　　　　　　　（○二）二三○四—七一○三
　　　　　讀者服務傳真—（○二）二三○四—六八五八
　　　　　郵撥—一九三四四七二四 時報文化出版公司
　　　　　信箱—台北郵政七九～九九信箱
電子郵件信箱—yoho@readingtimes.com.tw
時 報 悅 讀 網—http://www.readingtimes.com.tw
法律顧問—理律法律事務所 陳長文律師、李念祖律師
印　　　刷—和楹印刷有限公司
初版一刷—二○一四年五月十六日
初版六刷—二○一八年八月十日
定　　　價—新台幣三五○元

時報文化出版公司成立於一九七五年，
並於一九九九年股票上櫃公開發行，於二○○八年脫離中時集團非屬旺中，
以「尊重智慧與創意的文化事業」為信念。

國家圖書館出版品預行編目資料

果療：吃對水果，掌握宜忌，高血壓、糖尿病、心臟病、
婦女病、小兒疾病、久咳、失眠……通通有解！
楊淑媚，蔡昆道作 -- 初版 -- 臺北市：時報文化，2014.05
264面； 17×23公分

ISBN 978-957-13-5950-2(平裝)

1.食療 2.水果

418.914　　　　　　　　　103006743

優生活
軟財經
微文學

優 活 線
Unique Life

ISBN 978-957-13-5950-2
Printed in Taiwan